I0035186

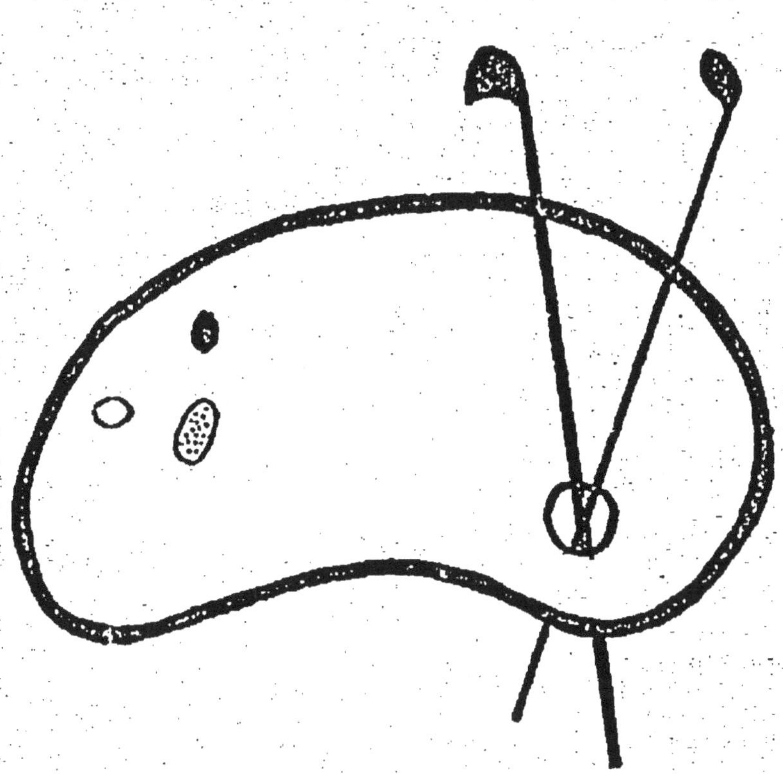

Dr A. HAUTANT

DE PARIS

INDICATIONS ET TECHNIQUE

DE LA

TRÉPANATION LABYRINTHIQUE

RAPPORT

Présenté à la *Société française d'oto-rhino-laryngologie*

Congrès du 5 mai 1913

BORDEAUX
FERET ET FILS, ÉDITEURS
9, rue de Grassi

PARIS
OCTAVE DOIN, ÉDITEUR
place de l'Odéon, 8

1913

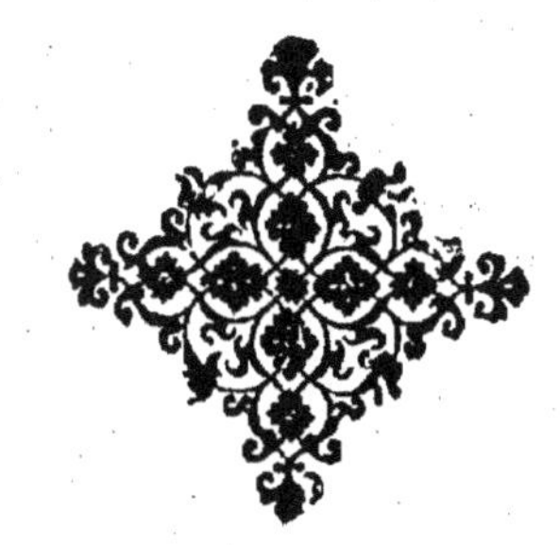

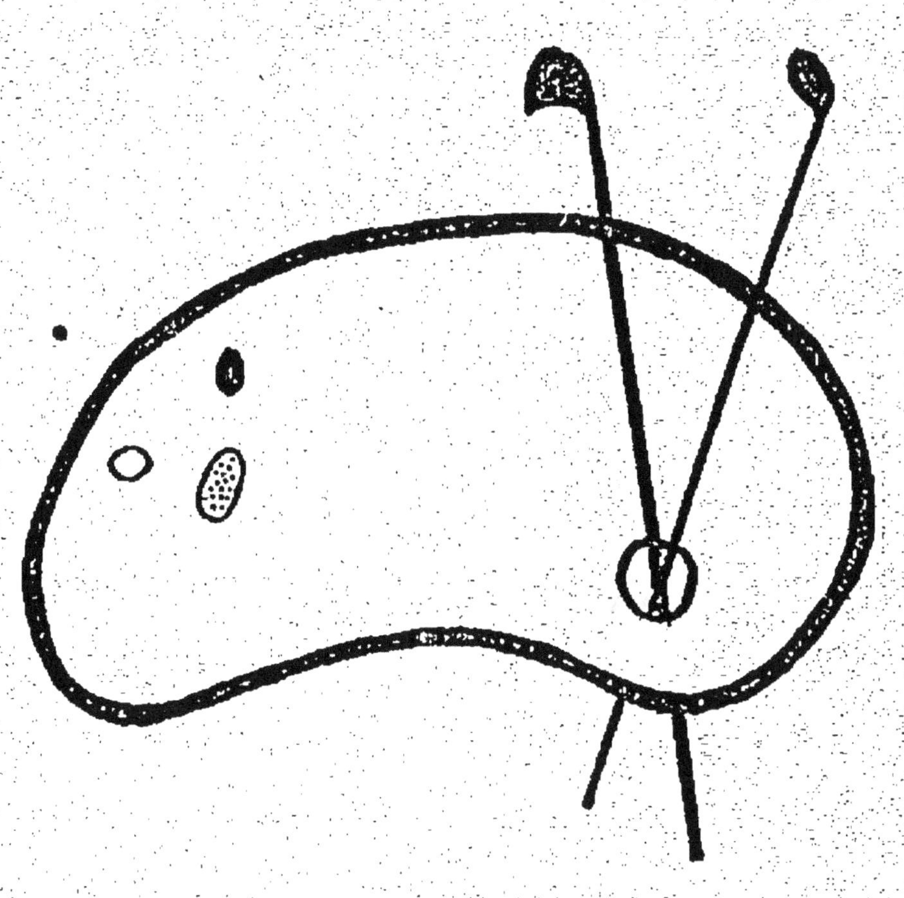

FIN D'UNE SÉRIE DE DOCUMENTS
EN COULEUR

INDICATIONS ET TECHNIQUE

DE LA

TRÉPANATION LABYRINTHIQUE

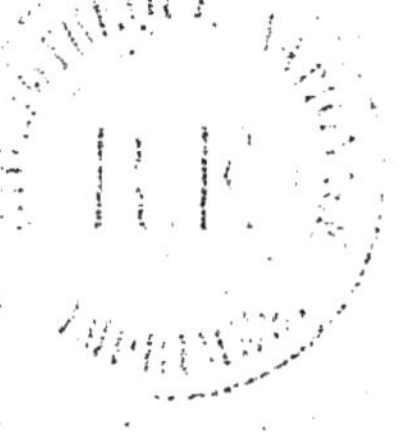

INDICATIONS ET TECHNIQUE

DE LA

TRÉPANATION LABYRINTHIQUE

Par le Dr **A. HAUTANT**, ancien interne des Hôpitaux de Paris,
assistant du Service otologique de l'hôpital Saint-Antoine.

A mon Maître, M. Lermoyez.
Hommage de reconnaissance.

La trépanation du labyrinthe est une opération de date récente. Bien que Jansen, dès 1893, puis Hinsberg, en 1902, en aient décrit la technique et rapporté de nombreux exemples, cette intervention passait pour dangereuse et ses indications manquaient de précision. Ce n'est qu'à partir de 1907 que la trépanation du labyrinthe est devenue une intervention courante, depuis que les méthodes nouvelles d'investigation de l'oreille interne ont permis de diagnostiquer avec certitude l'envahissement de cet organe par l'infection. Dès lors, Neumann, puis Ruttin ont fait systématiquement cette opération dans tous les cas de labyrinthite suppurée.

Malgré le grand nombre d'opérations rapportées, — plus de quarante dans le récent mémoire de Ruttin (1912), — la trépanation du labyrinthe est encore une intervention discutée. On ne lui objecte plus guère les dangers qu'on lui avait attribués à tort. Depuis que sa technique a été simplifiée, on admet qu'elle peut être pratiquée par la plupart des otologistes. Mais, chose plus grave, c'est son utilité, sa raison d'être, qui sont mises en doute. Le procès n'est pas encore jugé. Pourtant de nombreux éléments d'appréciation peuvent être réunis, et il semble que le temps a commencé son œuvre. Dans ce rapport, que mes collègues du Congrès français, sur la proposition de M. Luc, m'ont fait l'honneur de me confier, je chercherai, avant tout, à préciser quelle est la place que la trépanation du labyrinthe a le droit d'occuper parmi les opérations courantes de l'otologie. Par là je mesurerai les progrès accomplis par la chirurgie, pendant ces dix dernières années, dans sa lutte contre les complications mortelles des suppurations de l'oreille.

La question des labyrinthites a été mise à l'ordre du jour, en France, par une étude de Lermoyez (1902). Elle a fait l'objet d'un article de Moure (1903) et de la thèse de Riou-Kérangal (1904). Bourguet (1905) a étudié sur le cadavre la technique opératoire de l'ouverture de l'oreille interne. Le travail de Rendu (1909) a été le premier mémoire basé sur un ensemble d'observations cliniques : l'auteur y rapporte douze cas de trépanation du labyrinthe, qu'il a recueillis au cours des deux années précédentes dans le service otologique de l'hôpital Saint-Antoine. L'article que j'ai consacré sur ce sujet dans le livre de Luc : « *Leçons sur les suppurations de l'oreille* », quelques malades que j'ai présentés à la Société parisienne d'Otologie (1909-1910), une communication de Luc à la Société de l'Internat (1909), une nouvelle technique et quatre observations rapportées par Bourguet au Congrès français de 1912, des faits épars de Hicguet, de Labarre, de Buys, représentent toute la littérature de langue française qui a trait à la trépanation du labyrinthe.

Beaucoup de travaux sur la trépanation du labyrinthe n'ont pour base que des recherches de dissection, ou bien ils reposent sur des faits isolés et sont un peu hâtifs. En présence de ces multiples publications, on est obligé de faire un choix. Si ce travail paraît trop schématique, c'est donc de propos délibéré. Parfois, j'ai été obligé de prendre parti, pour conserver un fil conducteur dans l'enchevêtrement des multiples indications thérapeutiques, et pour apporter quelque clarté dans la description de la technique opératoire. Je ne l'ai fait qu'en me ralliant à la ligne de conduite qui m'a paru réunir le plus d'adeptes. Et si, incidemment, je m'en suis éloigné, c'est en m'appuyant sur l'étude attentive de 75 observations d'infection labyrinthique et sur 23 trépanations du labyrinthe, que j'ai faites dans le service de mon maître Lermoyez, avec la bienveillante collaboration de mes amis Blanluet et Rendu.

PREMIÈRE PARTIE

LES INDICATIONS DE LA TRÉPANATION LABYRINTHIQUE.

La trépanation du labyrinthe est dirigée contre l'infection labyrinthique. Poser ses indications, c'est discuter la ligne de conduite à tenir en présence d'une infection de l'oreille interne.

L'infection du labyrinthe n'est pas une; elle revêt de multiples aspects. Ses formes n'ont pas toutes la même terminaison, ni la même gravité. Le traitement variera donc avec chacune d'elles : avant d'en poser les règles, on doit reconnaître en présence de quelle variété de labyrinthite l'on se trouve.

On diagnostique la labyrinthite et ses différentes formes par l'examen fonctionnel de l'oreille interne. Rappelons tout d'abord, et très rapidement, les résultats des épreuves labyrinthiques dans les suppurations de l'oreille interne.

I

Résultats des épreuves labyrinthiques dans les suppurations unilatérales de l'oreille interne.

Les procédés d'investigation de l'oreille interne sont basés sur l'examen fonctionnel du nerf de la VIIIe paire. Ils se divisent en deux groupes : 1° examen du rameau cochléaire, par les épreuves acoumétriques ; 2° examen du rameau vestibulaire, par les épreuves nystagmiques.

§ Ier.

LES ÉPREUVES ACOUMÉTRIQUES.

L'atteinte du rameau cochléaire est caractérisée par la surdité. Mais cette surdité peut relever de beaucoup d'autres causes : précisons les caractères qui permettent de la rapporter à une lésion labyrinthique.

A. Diagnostic facile quand l'autre oreille est saine.

L'origine labyrinthique d'une surdité est reconnue, par les caractères suivants :

1° La formule acoumétrique de la surdité, due à la suppuration du labyrinthe, est différente de celle de la surdité due à la suppuration de l'oreille moyenne : le son du diapason placé sur le vertex (épreuve de Weber) n'est pas latéralisé à l'oreille malade, l'audition du diapason appliqué contre la mastoïde (épreuve de Schwabach) n'est pas prolongée au delà de la normale, comme cela s'observe dans l'otorrhée limitée à l'oreille moyenne, car les lésions de la caisse ne peuvent plus provoquer ces troubles auditifs, puisque l'organe sensoriel labyrinthique est mort.

2° Le labyrinthe qui suppure semble avoir conservé

quelque valeur auditive : ce n'est qu'une apparence, et un reflet de l'audition de l'oreille saine. Celle-ci, en effet, est impressionnée par les ondes sonores qui lui sont transmises par l'air, et également par celles qui lui sont transmises par toute la boîte cranienne. Si bien qu'en appliquant le pied d'un diapason sur la mastoïde de l'oreille sourde, le son est quand même perçu, car les vibrations s'en vont par la voie osseuse exciter l'autre labyrinthe, qui est sain. Aussi, quand on parle devant cette oreille sourde, le malade entend encore la voix haute. En effet, les vibrations vocales suivent le même chemin que les vibrations du diapason, et, grâce à la conduction osseuse, elles sont recueillies par l'oreille normale.

Les résultats des épreuves acoumétriques, dans les suppurations labyrinthiques unilatérales, sont donc les suivants :

a) *Epreuves osseuses :* Weber latéralisé à l'oreille saine ou indifférent, Schwabach raccourci, Rinne totalement négatif, — à opposer au Weber latéralisé à l'oreille malade, au Schwabach prolongé, au Rinne partiellement négatif, que l'on observe dans les suppurations de l'oreille moyenne.

b) *Epreuves aériennes :* Audition nulle pour les diapasons graves (diapason 128 v. d.), jusqu'au diapason *la*^{3} (435 v. d.) ;

Audition fortement diminuée pour les diapasons aigus.

Raccourcissement de la limite supérieure des sons.

c) *Epreuves faites pendant l'annihilation de l'oreille saine*, à l'aide d'appareils producteurs de bruit : on constate que la surdité est devenue absolue.

α) Pour l'audition osseuse, la surdité absolue entraîne la disparition de l'audition osseuse du diapason, ce qui prouve qu'elle dépendait bien de l'oreille saine, et non du labyrinthe malade. Il en résulte que le Rinne, qui est négatif dans les conditions habituelles d'examen, devient nul (faux Rinne négatif de Lermoyez et Hautant).

β) Pour l'audition aérienne, la surdité absolue a comme conséquence la disparition complète de l'audition de la voix, même quand on emploie la voix criée, ce qui démontre que cette audition n'était bien qu'une image de celle du labyrinthe sain. Comme corollaire, le malade, quand il parle, perd toute mesure et crie comme un sourd : c'est le signe de l'élévation de la voix (Lombard).

B. Diagnostic difficile quand la caisse de l'autre oreille est également malade.

En effet, deux signes importants manquent :

1° *Le Schwabach est prolongé* et non plus raccourci, car l'altération de la caisse de l'autre oreille, dont le labyrinthe est sain, renforce et prolonge l'audition osseuse, non pas seulement au niveau de la mastoïde qui lui correspond, mais bien dans tout l'ensemble du crâne. Dans ces conditions, un diapason placé sur l'apophyse mastoïde de l'oreille dont le labyrinthe est suspect accuse quand même une audition osseuse prolongée, comme s'il n'y avait de ce côté suspect qu'une simple lésion de l'oreille moyenne. Cependant, quelques malades nous mettent sur la voie de l'erreur, en nous prévenant qu'ils entendent en réalité le diapason par l'oreille dont le labyrinthe est sain.

2° *Il est impossible d'annihiler complètement l'oreille saine*, à cause du mauvais fonctionnement de sa chaîne des osselets, qui transmet mal au labyrinthe les bruits de l'appareil tapageur. Pendant cette tentative d'annihilation, on constate encore du côté sourd, une certaine audition osseuse et un peu d'audition à la voix forte de conversation. Et l'on se demande à quel facteur il faut attribuer ces restes auditifs : au labyrinthe suspect, qui ne serait altéré que partiellement, ou à l'oreille saine, qui ne serait qu'incomplètement éliminée du champ de l'examen?

C. Épreuves supplémentaires proposées pour obvier à ces causes d'erreur.

1° Lermoyez a fait remarquer que, pendant qu'on obstruait avec le doigt le conduit auditif, le son du diapason placé sur l'apophyse mastoïde de l'oreille suspecte était renforcé si le labyrinthe de ce côté était intact et restait égal dans l'hypothèse contraire.

2° La distance de l'audition aérienne, quand on bouche ou quand on ouvre le conduit auditif de l'oreille malade, reste la même s'il y a une lésion labyrinthique; elle varie, au contraire, s'il s'agit d'une lésion simple de l'oreille moyenne.

3° On mesure l'audition aérienne à l'aide d'un tube acoustique, long de 4 mètres et large de 0m015, que l'on introduit dans le conduit auditif de l'oreille suspecte. La conduction osseuse sur l'autre oreille est ainsi réduite à sa valeur minima. Alexander admet qu'il y a surdité complète pour la voix quand, dans ces conditions, la plupart des mots ne sont pas entendus ou ne sont répétés qu'après hésitation.

4° Barany cherche à supprimer la conduction osseuse, en appliquant sur le promontoire une sonde sur laquelle il place le pied du diapason. Ce diapason n'est pas perçu dans les lésions labyrinthiques, car le contact très limité de la sonde avec le promontoire est insuffisant pour transmettre le son à l'oreille saine.

En réalité, la constatation d'un seul signe est insuffisante. Il est nécessaire de multiplier les procédés d'examen et d'en comparer les résultats. Il faut d'ailleurs prendre une précaution : pour éviter toute cause d'erreur, on recherche les épreuves en fermant les yeux du malade. Cela est nécessaire pour l'examen aux diapasons, car le sujet se suggestionne souvent lui-même.

D. Interprétation des cas douteux.

Dans les cas d'interprétation difficile, je crois qu'on peut admettre l'existence d'une lésion labyrinthique quand on constate les signes suivants :

1° *Absence de latéralisation du Weber à l'oreille sourde,* ou à l'oreille la plus sourde. Lorsque la lésion est bien limitée à l'oreille moyenne, le malade, quelles que soient son intelligence et sa faculté d'attention, accuse, sans aucune hésitation, la latéralisation du Weber à l'oreille malade. Je n'ai jamais vu le fait se produire dans une lésion labyrinthique.

2° *Schwabach normal et non prolongé.* Lorsque le labyrinthe est sain, la plus légère altération de l'oreille moyenne détermine un allongement marqué de la perception osseuse du diapason placé sur la mastoïde malade.

L'absence de ce signe, au cours d'une suppuration chronique de l'oreille, doit faire penser à une lésion du labyrinthe.

3° *Audition aérienne nulle du diapason la*^{3} (435 v. d.) La diminution très accentuée de l'audition aérienne du diapason *la*^{3} dépend d'une altération du nerf cochléaire.

Quand l'audition aérienne de ce diapason est nulle, Wagener admet que la surdité de l'oreille examinée est totale et qu'elle résulte d'une affection du labyrinthe. Un seul fait, de Scheibe, est contraire à cette conclusion.

Dans plusieurs cas de trépanation du labyrinthe, j'ai observé un certain degré d'audition aérienne du *la*^{3} : 10″-15″ au lieu de 90″. Peut-être faut-il rapporter cette audition aux harmoniques du diapason. Mais je n'ai jamais vu que la durée d'audition aérienne du *la*^{3} fût supérieure à 15″. Scheibe dit cependant que le diapason *la*^{3} peut être perçu plus longtemps encore, lorsque l'oreille, dont le labyrinthe est certainement détruit, présente une large cavité d'évidement. Comme si l'opération radicale, en créant une caisse de résonance, favorisait la conduction des ondes sonores vers l'oreille saine !

4º *Chute très accentuée de l'audition aérienne et osseuse, pendant l'annihilation de l'oreille saine.* Par exemple, la voix courante dite de conversation est entendue à 1 mètre par l'oreille malade, pendant qu'on occlut l'oreille saine avec le doigt. Vient-on à annihiler cette oreille saine complètement à l'aide d'un appareil tapageur, alors la voix est encore entendue du côté malade, mais il devient nécessaire d'employer la voix forte et de se placer presque au contact de la conque de l'oreille suspecte. Malgré que la surdité à la voix ne soit pas complète, on doit cependant admettre une lésion labyrinthique, car la chute de l'audition est trop marquée pour être attribuée à une simple diminution due au retentissement du bruit de l'appareil tapageur sur le labyrinthe que l'on examine. Il est plus logique d'admettre qu'une lésion de l'appareil de transmission de l'oreille saine empêche une bonne annihilation et explique l'apparence d'audition encore observée du côté dont l'oreille interne est suspecte.

E. Restes d'audition à la suite d'infections labyrinthiques.

Cependant, il est possible que dans les suppurations du labyrinthe d'origine tympanale, il y ait des restes d'audition, tout comme cela s'observe dans les labyrinthites d'origine méningée, par exemple à la suite des méningites cérébro-spinales.

Notre collègue Mahu m'a montré un cas de labyrinthite chronique, avec inexcitabilité complète et définitive des canaux semi-circulaires, chez lequel une fistule de la fenêtre ovale avait été constatée sur la table d'opération. Deux mois plus tard, l'audition du côté malade était la suivante : Audition aérienne : le diapason grave 128 v.d.

est perçu 15" (n. 45"); le *la*³ est perçu 45" (n. 90"); la voix haute est entendue à 1ᵐ50, la voix chuchotée à 0ᵐ25. Audition osseuse : le Weber est indifférent, le Schwabach est très prolongé (40" au lieu de 20"). Pendant l'annihilation de l'oreille saine l'audition osseuse diminue des deux tiers (15" au lieu de 40"); la voix assez forte n'est plus entendue qu'au contact de l'oreille.

Ce cas peut être ainsi interprété : la destruction des canaux semi-circulaires est indiscutable. Il n'en est pas de même de la lésion cochléaire : la non-latéralisation du Weber montre qu'il y a une lésion labyrinthique du côté où l'oreille suppure; la forte diminution de l'audition pendant l'annihilation de l'oreille saine parle dans le même sens. Le Schwabach prolongé et l'absence de surdité complète à la voix pendant l'annihilation de l'oreille saine n'excluent pas une lésion labyrinthique, car ils sont explicables par des lésions d'otite sèche de la caisse de l'oreille saine. Mais l'audition aérienne, notamment celle du diapason 128 v. d. et celle du *la*³ est tellement accusée (le tiers et la moitié de l'audition normale), que l'on est obligé de la rapporter au labyrinthe malade, malgré la présence d'une fistule de la fenêtre ovale. En somme, je crois que, dans ce cas, la suppuration du labyrinthe a causé une destruction des canaux semi-circulaires et aussi une altération de l'appareil cochléaire, mais je ne pense pas que cet appareil soit paralysé dans toute son étendue.

J'ai observé plusieurs faits qui se rapprochent de l'observation précédente. Dans des labyrinthites partielles aiguës, j'ai constaté la paralysie complète des canaux semi-circulaires, et l'atteinte du limaçon n'était caractérisée que par deux signes : absence de latéralisation du Weber, absence d'allongement de l'audition osseuse du diapason posé sur la mastoïde malade (Schwabach normal). Par contre, l'audition à la voix et l'audition aérienne des diapasons graves (128 v. d., 435 v. d.) étaient simplement diminuées.

D'après ces faits, il semble que *l'infection du labyrinthe d'origine tympanale, quand elle porte sur le limaçon, ne paralyse pas toujours complètement le nerf cochléaire, et qu'on peut en distinguer, au point de vue clinique, deux degrés :*

1° Au premier degré, le Weber est indifférent, le Schwabach est normal et non prolongé, ce sont là les signes qui indiquent que l'oreille interne est lésée. Par contre, le diapason grave, *ut*¹ (128 v. d.), le *la*³ (435 v. d.), sont encore perçus d'une façon très notable et la surdité totale pendant l'annihilation de l'oreille saine fait défaut. Ces derniers caractères montrent que le nerf cochléaire du côté malade a conservé une certaine valeur physiologique.

2° Au deuxième degré : le Weber est encore indifférent ou latéralisé à l'oreille saine, le Schwabach est diminué. Mais, en outre, l'*ut*¹ (128 v. d.) et le *la*³ (435 v. d.), ne sont plus entendus; enfin, il y a surdité complète pendant l'annihilation de l'oreille saine. Ces faits prouvent que le nerf cochléaire du côté malade est complètement paralysé.

§ II

LES ÉPREUVES VESTIBULAIRES

L'examen du labyrinthe postérieur, ou labyrinthe vestibulaire, comprend la recherche :

1° *Du nystagmus spontané ;*
2° *Des troubles de l'équilibre ;*
3° *Des réactions nystagmiques.*

A. Le nystagmus spontané.

Dans les labyrinthites simples, la présence de secousses nystagmiques spontanées indique que la lésion labyrinthique est en évolution, leur absence montre que le processus pathologique est éteint.

Le nystagmus spontané est dirigé tantôt vers l'oreille malade et tantôt vers l'oreille saine. On en donne l'interprétation suivante :

1° Au début, il est dirigé vers l'oreille malade : il y a simple altération de l'excitabilité vestibulaire, mais non disparition, c'est un nystagmus d'irritation;

2° A la période d'état, il est dirigé vers l'oreille saine : il y a perte complète de l'excitabilité vestibulaire, c'est un nystagmus de paralysie récente;

3° A la période terminale, quel que soit l'état de l'appareil vestibulaire, *restitutio ad integrum* ou destruction définitive, le nystagmus spontané disparaît.

Alexander admet que, aux deux extrémités de l'échelle, tout à fait au début, quand l'inflammation commence, et à la fin, dans les cas où l'appareil vestibulaire récupère ses fonctions, le nystagmus spontané est bilatéral.

Il y a une correction à faire à ce tableau : le nystagmus spontané dirigé vers l'oreille saine ne correspond pas toujours à une paralysie complète des canaux semi-circulaires. Il est quelquefois possible de réveiller encore leur excitabilité, par le signe de la fistule (Barany, Ruttin). J'ai observé un cas de labyrinthite avec nystagmus spontané dirigé vers l'oreille saine et chez lequel, en exerçant une pression à l'aide d'un porte-coton sur la fenêtre ovale, je provoquais une sensation vertigineuse, un trouble de l'équilibre et un nystagmus provoqué, dirigé vers l'oreille malade, en sens opposé du nystagmus spontané. La constatation d'un nystagmus spontané dirigé vers l'oreille saine est donc insuffisante à elle seule pour affirmer le diagnostic de paralysie vestibulaire complète.

B. Les troubles de l'équilibre.

Leur évolution est calquée sur celle du nystagmus spontané, mais ils disparaissent beaucoup plus vite.

La caractéristique des troubles de l'équilibre d'origine labyrinthique est la relation constante qui existe entre la direction de la chute et celle du nystagmus spontané :

1° Ils se manifestent toujours dans une direction opposée à celle du nystagmus spontané : au début, le malade présente du nystagmus spontané quand il regarde vers l'oreille malade et il tend à tomber, en s'inclinant du côté sain; à la période d'état, il présente du nystagmus spontané quand il regarde vers l'oreille saine et il tend à tomber vers le côté malade; à la période terminale, que l'appareil vestibulaire soit revenu à la normale ou qu'il soit complètement paralysé, le malade n'a pas plus de troubles de l'équilibre qu'il n'a de nystagmus spontané.

2° Quand on fait varier la direction du nystagmus spontané, la direction de la chute subit la même modification. Supposons un nystagmus spontané dirigé vers l'oreille gauche; la chute a lieu vers l'épaule droite. Tournons la tête du malade à droite, dans le sens de « à droite, alignement ! » le nystagmus a changé de direction et frappe d'arrière en avant, du dos vers la poitrine; alors la chute subit les mêmes modifications, et elle se produit en sens inverse, de la poitrine vers le dos.

C. Les réactions nystagmiques.

Quand on excite les canaux semi-circulaires, on détermine l'apparition de secousses rythmiques des globes oculaires, que l'on appelle nystagmus provoqué. Leur présence témoigne du bon fonctionnement des canaux semi-circulaires; leur absence en indique la paralysie.

Il y a plusieurs procédés d'excitation expérimentale des canaux semi-circulaires : 1° l'épreuve de rotation; 2° l'épreuve calorique; 3° l'épreuve de la fistule; 4° l'épreuve galvanique.

1° L'ÉPREUVE DE ROTATION. — *a) L'épreuve de rotation dans le cas de labyrinthe normal.* Un sujet normal, à qui l'on a fait subir dix tours de rotation en 20" dans le sens de « par le flanc gauche », présente à l'arrêt des secousses de nystagmus horizontal, dirigées en sens opposé du mouvement de rotation qu'il vient de subir, par conséquent dirigées vers la droite, et qui persistent 25" à 30". De même, dix tours de rotation dans le sens de « par le flanc droit » font apparaître un nystagmus horizontal, à direction inverse gauche, qui dure 20" à 25". Ces nombres sont des moyennes; souvent leur valeur est inférieure : 20" et 15". Barany admet des chiffres plus élevés : 42" des deux côtés. Ruttin tient compte des grandes variations individuelles et donne comme résultats : 15"-30" des deux côtés.

Il ne semble pas que les résultats de l'épreuve de rotation soient sous la dépendance unique du labyrinthe. Ils peuvent être modifiés par l'état cérébral : chez certains névropathes, ou dans des cas de commotion cérébrale, la rotation provoque une violente sensation vertigineuse, un très grand déséquilibre et une diminution de la durée des secousses nystagmiques. Dans certaines lésions de l'étage postérieur, par exemple dans les abcès du cervelet sans coexistence de labyrinthite, il y a exagération très nette de la réaction nystagmique à l'épreuve de rotation, uniquement du côté de l'abcès, ainsi que je l'ai montré.

b) L'épreuve de rotation dans le cas de labyrinthe pathologique. Lorsqu'il y a destruction labyrinthique unilatérale, les résultats de l'épreuve de rotation sont altérés. Cette altération varie suivant la période de la labyrinthite. Au début, l'altération porte uniquement sur le nystagmus provoqué dirigé vers l'oreille malade, dont la durée est raccourcie. Plus tard, les deux nystagmus, droit et gauche, sont également diminués. Puis, quelquefois, quand la labyrinthite est définitivement cicatrisée, les deux nystagmus, droit et gauche, récupèrent leur durée normale.

Pour fixer les idées, voici les valeurs que l'on peut successivement obtenir :

Pendant que la destruction labyrinthique s'accomplit et tant qu'il y a un nystagmus spontané dirigé vers l'oreille saine : 0 du côté malade, 25″ du côté sain;

Plus tard, quand la destruction est définitive et que les troubles de l'équilibre s'atténuent : 8″ à 10″ du côté malade et 20″ du côté sain;

Beaucoup plus tard, quand le labyrinthe est mort, et qu'il n'y a plus de troubles de l'équilibre : 10″ à 12″ du côté malade, 12″ à 15″ du côté sain, ou bien 8″ à 10″ des deux côtés;

Beaucoup plus tard encore, quand le centre vestibulaire du côté sain compense le fonctionnement aboli du centre vestibulaire du côté malade : 20″ des deux côtés.

2° L'ÉPREUVE CALORIQUE (épreuve de Barany). — Quand on fait circuler un courant d'eau à 25 degrés dans le conduit auditif, il survient, au bout de 35″, un nystagmus horizontal et rotatoire, qui se manifeste quand le regard est dirigé vers l'oreille non injectée, et qui persiste environ 100″ (Chanoine-Davranches).

Brünings a décrit une position optima d'examen : elle consiste à placer le canal semi-circulaire horizontal exactement dans un plan vertical. S'il s'agit du canal horizontal droit, on porte la tête en arrière, puis on l'incline sur l'épaule du même côté, épaule droite. Dans cette situation, l'épreuve à l'eau froide fait toujours apparaître un nystagmus horizontal. Inclinons ensuite la tête sur l'épaule opposée, épaule gauche : l'épreuve à l'eau froide interroge les canaux verticaux et donne du nystagmus rotatoire. Brünings estime qu'il faut pour obtenir la réaction une excitation dix fois moindre dans les positions inclinées que dans la situation droite de la tête.

L'épreuve calorique est la seule dont le résultat positif

correspond toujours à l'intégrité de l'appareil vestibulaire. Les autres épreuves, rotatoire, galvanique et peut-être même celle de la pression directe, se comportent parfois comme si le labyrinthe était normal, tandis que nous savons pertinemment, par un acte opératoire, qu'il est lésé. C'est pourquoi *l'épreuve calorique est l'épreuve fondamentale des suppurations vestibulaires.*

En général, on se contente de noter la présence ou l'absence de la réaction calorique. Les variations individuelles sont, en effet, trop grandes pour que l'on puisse attribuer un léger retard dans l'apparition du réflexe à une hypoexcitabilité calorique véritable. Brünings a trouvé qu'il fallait 70 centimètres cubes d'eau à 27 degrés pour provoquer le réflexe; mais dans les deux tiers des cas normaux, ce chiffre varie de 65 à 80, et dans le dernier tiers il oscille de 50 à 100. Pour admettre qu'il y a vraiment hypoexcitabilité calorique, il est donc nécessaire que le retard de la réaction soit notable ou que sa durée soit fort réduite, quand on la compare avec la moyenne normale, et surtout avec le résultat qu'elle donne quand on la recherche dans les mêmes conditions sur l'oreille saine.

Quant à la similitude des résultats de l'épreuve calorique, lorsqu'elle est recherchée à des jours différents chez un individu normal, Brünings croit qu'on peut l'admettre, quoique ses observations sur ce point aient été très limitées. Rappelons que Barany a trouvé au contraire, dans les mêmes conditions, pour l'épreuve rotatoire, des différences de 100 0/0 chez des sujets à labyrinthe sain.

Lorsque l'épreuve calorique est négative, avant de conclure à la paralysie de l'appareil vestibulaire, il faut éviter deux causes d'erreur : 1° un obstacle mécanique, tel qu'un polype, une chute de la paroi postéro-supérieure empêche l'action du refroidissement sur la paroi labyrinthique; 2° une otite aiguë, et surtout une mastoïdite aiguë entravent parfois la production du réflexe. Dans plusieurs cas, malgré la prolongation de l'épreuve, et la recherche du réflexe dans les positions optima de Brünings, je n'ai pas vu le réflexe se manifester. On ne peut admettre qu'il s'agissait dans ces cas, de labyrinthite séreuse partielle, car il n'y avait pas trace de nystagmus spontané, ni de troubles de l'équilibre.

On peut d'ailleurs contrôler le résultat négatif de cette épreuve, par la recherche du signe de la déviation de la marche (Buys). On fait marcher le sujet les yeux fermés, l'on note s'il dévie et dans quel sens : à l'état normal, pendant le nystagmus calorique, le sujet dévie en direction inverse de celle du nystagmus provoqué.

3° L'ÉPREUVE DE LA FISTULE. — La compression de l'air dans le conduit auditif provoque parfois l'apparition de secousses nystagmiques. C'est là une réaction anormale, qui nécessite pour se produire des conditions pathologiques.

Dans la majorité des cas, quand cette épreuve est positive, il y a une fistule de la capsule osseuse du labyrinthe au niveau du canal horizontal; la pression aérienne déprime la coque membraneuse du canal mis à nu, détermine un déplacement dans l'endolymphe et, par son intermédiaire, excite les cellules sensorielles. La compression de l'air produit ainsi un nystagmus horizontal dirigé vers l'oreille malade. L'exactitude de cette interprétation est confirmée par les résultats de l'expérience inverse : la raréfaction de l'air entraîne l'apparition d'un nystagmus horizontal, mais à direction opposée, vers l'oreille saine.

Cette explication comporte cependant quelques restrictions. Hennebert a montré que, chez les syphilitiques héréditaires, le signe de la fistule pouvait s'observer quoique le tympan soit conservé. Alexander, Leidler ont observé le même phénomène, dans des cas de suppuration de l'oreille, sans qu'on ait pu constater la présence d'une fistule.

D'après la direction du nystagmus, on a cherché à préciser le siège de la fistule. Quand elle existe au niveau de l'étrier, le nystagmus a une direction inverse de celle du nystagmus observé dans la fistule du canal horizontal. Le déplacement de l'endolymphe se ferait, en effet, en direction opposée : au cas de fistule du canal horizontal, le liquide, sous l'action de la compression, fuit du canal horizontal vers le vestibule, tandis que s'il s'agit de fistule de la fenêtre ovale, il fuit du vestibule vers le canal horizontal. Cette règle comporte cependant des exceptions (Obs. de Ruttin).

L'épreuve de la pression directe. Au lieu de comprimer l'air dans le conduit auditif, on peut explorer directement la paroi tympanale du labyrinthe avec un porte-coton. S'il y a une perte de substance dans la capsule osseuse, la pression directe déterminera des secousses nystagmiques. C'est un bon moyen d'examen sur la table d'opération. Dans ce cas, la pression directe engendre une simple déviation des globes oculaires, qui correspond à la phase lente de la secousse nystagmique et se manifeste en sens inverse du nystagmus que l'on observerait, dans les mêmes conditions, sur le malade, s'il n'était pas endormi.

Ici encore, une restriction est à faire. Le nystagmus qui est provoqué par la pression directe, n'implique pas forcément l'intégrité du labyrinthe membraneux. Il peut se produire par action de la pression sur les extrémités nerveuses elles-mêmes. En effet dans un cas de trépanation du labyrinthe, avec ouverture large du vestibule, j'ai pu, pendant huit jours après l'opération, provoquer par pression directe sur la face interne du vestibule, de violentes secousses de nystagmus dirigé vers l'oreille malade, avec troubles de l'équilibre manifestes.

4° L'ÉPREUVE GALVANIQUE. — Cette épreuve a suscité récemment de nombreuses discussions. Sa valeur a été vivement défendue, en France, par Babinski et ses élèves.

Aussi exposerai-je plus complètement l'état de cette question.

Le courant galvanique, quand il agit sur l'oreille, provoque : 1° une inclination de la tête vers l'épaule du côté de l'anode, c'est le vertige voltaïque de Babinski; 2° des secousses nystagmiques, petites et de forme rotatoire, qui se manifestent vers la cathode. En somme, le nystagmus est apparent quand les globes oculaires regardent dans la direction du courant et, ici encore, le mouvement de réaction de la tête survient dans la direction opposée à celle du nystagmus.

L'excitation galvanique peut être faite de deux façons : 1° par une excitation bipolaire, quand les deux pôles sont placés devant chaque tragus; 2° par une excitation unipolaire, lorsqu'on explore l'oreille avec un seul pôle, l'électrode indifférente étant placée sur la nuque, sur le front ou dans la main du sujet en expérience.

a) Théories du nystagmus galvanique. Le mode d'action du courant galvanique n'est pas encore élucidé. Pour les uns, ce courant agit sur les cellules sensorielles et l'épreuve galvanique interrogerait le fonctionnement des canaux semi-circulaires. Pour les autres, il porte sur les terminaisons nerveuses du nerf vestibulaire, au-dessus des canaux semi-circulaires et sa réaction est indépendante de l'état de l'appareil vestibulaire.

Cette distinction entre l'excitation de l'organe sensoriel et celle des fibrilles terminales du nerf vestibulaire est justifiée, car, dans les suppurations du labyrinthe, les canaux semi-circulaires sont détruits et les dernières ramifications vestibulaires sont encore excitables : n'avons-nous pas vu que la simple pression par un porte-coton sur la face interne d'un vestibule récemment trépané pouvait suffire pour provoquer des troubles de l'équilibre et du nystagmus?

1° Brünings a défendu la première opinion : le courant galvanique provoque une action cataphorétique qui détermine un mouvement de l'endolymphe, semblable à celui que l'on admet pour expliquer le nystagmus calorique. Aussi le renversement du courant entraîne-t-il un renversement dans la direction du nystagmus, de même que l'épreuve à l'eau chaude donne un nystagmus à direction inverse de l'épreuve à l'eau froide. Babinski admet également que le vertige voltaïque a une origine vestibulaire, mais il ne s'explique pas, d'une façon nette, sur le mécanisme intime de ce vertige. Il se contente de dire : « Le vertige voltaïque est un phénomène produit par l'action du courant galvanique sur les fibres vestibulaires de la huitième paire. » (Conclusions de Weill-Vincent-Barré.)

2° Barany pense que le courant galvanique agit sur le nerf vestibulaire par anélectrotonus ou cathélectrotonus. L'appareil sensoriel représenté par le canal semi-circulaire serait inutile pour la production du nystagmus galvanique et des réactions de mouvement qui l'accompagnent. Il est nécessaire, au contraire, pour que l'épreuve calorique donne un résultat positif, et c'est ce qui fait toute la valeur de cette épreuve en otologie.

Neumann, Ruttin admettent également que l'épreuve galvanique porte sur le nerf vestibulaire lui-même et non sur les canaux. Ils s'appuient sur des cas de trépanation labyrinthique, qui présentent encore des secousses nystagmiques, pendant l'excitation unipolaire du côté trépané.

Ces cas sont effectivement assez nombreux, et j'en ai observé plusieurs. Mais l'argumentation de Neumann et de Ruttin est un peu simpliste. Les faits qu'ils ont en vue sont susceptibles de deux interprétations, plus approfondies :

α) Les partisans de la théorie semi-circulaire reconnaissent parfaitement que le courant galvanique est capable d'exciter directement le nerf, c'est ce qui arrive dans les faits incriminés de trépanation labyrinthique. Mais ils affirment qu'il faut alors un courant beaucoup plus fort que celui qui est nécessaire pour exciter directement les canaux semi-circulaires quand le labyrinthe est sain. Il est en effet exact que l'on doit employer souvent un courant de 7-8 mA. pour provoquer l'inclination de la tête quand on fait l'épreuve unipolaire du côté trépané, tandis que normalement 2 à 3 mA. suffisent. Mais ce n'est pas là un fait constant : dans deux cas de trépanation du labyrinthe qui dataient de dix mois et d'un an, j'ai obtenu une déviation de la tête, lors de l'épreuve unipolaire, avec un courant de 2 mA., et cette déviation avait tous les caractères que l'on retrouve chez les sujets normaux

Accessoirement, remarquons d'ailleurs que si l'on admet que l'excitation directe du nerf vestibulaire provoque du nystagmus, et que ce nystagmus change suivant la direction du courant, c'est là une contradiction avec la théorie cataphorétique de Brünings, inventée justement pour expliquer ce renversement.

β) Voici une seconde explication : l'épreuve unipolaire n'est unipolaire qu'en apparence, en réalité elle porte en même temps sur le labyrinthe sain (Mann). C'est le labyrinthe sain qui est la cause véritable de la déviation de la tête et de la réaction nystagmique. Il est certain que l'épreuve unipolaire agit également sur l'autre labyrinthe. J'en vois une preuve dans les bourdonnements qu'elle provoque du côté sain, et une autre dans la constatation fréquente d'un retard de la réaction galvanique, quand elle porte sur l'oreille saine, chez des sujets qui ont un labyrinthe détruit. Mais de là à rapporter au labyrinthe sain tous les phénomènes observés du côté malade, il y a loin.

b) *Faits expérimentaux.* Les expériences instituées sur les animaux ont tout aussi bien démontré l'origine nerveuse que l'origine semi-circulaire de la réaction galvanique. Marx plombe et lèse les canaux semi-circulaires et la réaction se produit encore. Elle serait même facilitée au début : preuve qu'elle est bien d'origine nerveuse. On lui objecte, il est vrai, qu'il a employé un courant galvanique trop intense et qu'avec un courant habituel, l'épreuve aurait été négative. Inversement, Babinski et ses élèves ont détruit le labyrinthe, et le vertige voltaïque était altéré. Mais on peut leur objecter que la destruction portait à la fois sur les canaux semi-circulaires et sur les fibres du nerf vestibulaire : « Si l'on n'obtient qu'une destruction partielle labyrinthique ou peut-être si le nerf de la VIIIe paire n'est pas détruit suffisamment, le vertige voltaïque n'est pas troublé ou peu troublé; ..... il suffit qu'il reste quelques cellules ganglionnaires ou quelques fibres du nerf de la VIIIe paire pour que la réaction se produise encore » (*loco citato*). De même, Brünings et Wittmack, de leur côté, ont répété les expériences classiques de Jensen, Ewald et Breuer : en altérant le labyrinthe, l'épreuve galvanique devint négative; cela ne devrait pas se produire si la cause du nystagmus était l'excitation directe du nerf, puisque ce nerf subsiste encore. Et Marx répond à Brünings : dans vos expériences, l'extirpation du labyrinthe remonte à plusieurs semaines; êtes-vous sûr qu'il ne se soit pas produit secondairement des altérations rétro-labyrinthiques, capables d'expliquer l'absence de la réaction galvanique?

c) *Faits cliniques.* Ces théories et ces faits expérimentaux, à propos desquels beaucoup de discussions ont été soulevées, ne nous apprennent donc rien. La plupart sont d'ailleurs assez confus. Il est plus simple de juger de la valeur de l'épreuve galvanique par des faits cliniques précis.

Prenons un certain nombre de labyrinthites suppurées à différents stades, ainsi que des cas de trépanation de labyrinthe d'ancienneté variable. Nous connaissons les lésions; soumettons-les à l'épreuve galvanique et nous verrons quelle en est la valeur pratique, pour nous qui étudions la suppuration du labyrinthe. Voici les résultats que j'ai obtenus sur les cas que j'ai examinés :

α) *Forme de la réaction.* — Dans tous les cas de labyrinthite suppurée ou de labyrinthe trépané, l'épreuve bipolaire se comporte comme chez un sujet normal ; l'inclination se manifeste du côté du pôle positif, et non pas, comme Babinski le soutient, toujours du côté malade, ce qui serait alors pathologique. « Dans la destruction labyrinthique unilatérale, affirment Weill-Vincent-Barré, l'inclination de la tête se produit ou prédomine d'un seul côté, au début vers le côté sain, plus tard vers le côté malade. » Barany dit n'avoir jamais vu d'exemple de cette loi de Babinski. J'ai cependant observé la constance de la chute du côté malade, quel que soit le pôle placé sur l'oreille suspecte, dans deux cas de labyrinthite inflammatoire : mais il s'agissait de lésions au début, avec hyperexcitabilité galvanique (nystagmus net avec 2-3 mA.), et non pas de destruction labyrinthique. Mann admet d'ailleurs que l'épreuve galvanique est la meilleure méthode pour déceler l'hyperesthésie vestibulaire.

β) *Intensité de la réaction.* — Si la forme de la réaction galvanique chez les trépanés du labyrinthe est souvent semblable à celle observée chez un normal, il n'en est pas de même de son intensité. Dans les cas de trépanation récente, l'inclination de la tête n'apparaît qu'avec un courant de 5 à 6 mA., au lieu de 3-4 mA., comme cela a lieu normalement. Dans les cas plus anciens, il faut employer 8-9 mA. Le réflexe nystagmique, qui survient chez les sujets normaux avec un courant de 5 à 7 mA., n'apparaît dans les cas de destruction labyrinthique ancienne qu'avec un courant supérieur à 10 et 12 mA., d'ailleurs difficilement supporté par le malade. Ce sont là des résultats assez constants, et quand on les observe, l'épreuve galvanique a de la valeur : le retard dans l'apparition de l'inclination de la tête ou dans la manifestation du nystagmus indique bien une lésion labyrinthique unilatérale.

γ) *Exceptions.* — Il y a un certain nombre de restrictions à faire :

1° Quand on compare les résultats de l'épreuve unipolaire du côté sain et ceux du côté malade, on constate souvent peu de différence entre les deux côtés. La réaction apparaît avec 6 à 7 mA. du côté malade et avec 5 à 6 mA. du côté sain. L'abolition d'un labyrinthe retentit sur la réaction galvanique des deux côtés. Les résultats de l'épreuve galvanique sont alors comparables, dans ces cas, à ceux de l'épreuve de rotation. On soupçonne bien qu'un labyrinthe est touché, mais il est difficile de reconnaître lequel est en cause.

2° Parfois même le retard apporté à la réaction est minime : 4-5 mA., et s'il s'égalise des deux côtés, on ne peut plus affirmer qu'il s'agisse là d'une altération pathologique.

3° Quelquefois il n'y a aucun retard dans la réaction, malgré la destruction ancienne du labyrinthe : la réaction se produit avec 2-3 mA., ainsi que je l'ai constaté dans deux cas anciens.

4° Quelquefois même, il y a hyperesthésie galvanique (nystagmus avec 1-2 mA.) dans les labyrinthites aiguës en évolution (surdité totale, diminution du réflexe calorique et de rotation, signe de la fistule).

Ce sont les multiples variations dans les résultats donnés par l'épreuve chez des cas identiques, l'absence de parallélisme entre l'intensité de la perturbation du vertige et celle de la lésion, et la difficulté de l'interprétation de la réaction, qui font que l'épreuve galvanique occupe une place secondaire dans la séméiologie des suppurations du labyrinthe.

L'épreuve galvanique est insuffisante pour poser une indication opératoire. L'épreuve calorique, au contraire, donne des résultats précis et nets, sur lesquels on peut conclure en toute sécurité à la nécessité d'une intervention chirurgicale.

5° Comparaison des différentes épreuves des canaux semi-circulaires. — Il est nécessaire de faire systématiquement toutes les épreuves vestibulaires.

En effet, l'une d'elles peut donner un résultat négatif, quoique le sujet examiné soit normal. Kreidl, Barany, Leidler ont observé l'absence complète de réaction à l'épreuve rotatoire. Dans certaines mastoïdites aiguës, l'épreuve calorique paraît, à tort, négative. Il est donc utile de contrôler ces épreuves l'une par l'autre.

L'excitation calorique, l'excitation rotatoire, l'excitation mécanique n'agissent pas toutes trois avec la même intensité sur les canaux semi-circulaires. Barany et Ruttin les classent ainsi : l'excitation calorique serait la plus faible, l'excitation mécanique serait la plus forte. Ruttin se base sur des faits de labyrinthite séreuse où l'excitabilité calorique est d'abord nulle, puis plus tard l'excitabilité rotatoire disparaît et enfin l'excitabilité mécanique finit elle-même par faire défaut.

Cependant, dans plusieurs cas de labyrinthite partielle, avec vertiges et nystagmus spontané, j'ai trouvé, au contraire, un résultat normal de l'épreuve calorique, tandis que l'excitabilité rotatoire était déjà très altérée.

L'examen systématique de la valeur fonctionnelle de l'oreille interne nous a fait reconnaître si l'inflammation a envahi ou non le labyrinthe. Cela est insuffisant pour décider de l'intervention opératoire et de la conduite à tenir.

Avant d'aller plus loin, il est nécessaire d'étudier les différentes formes de la suppuration du labyrinthe et de rechercher s'il y a des signes qui indiquent la menace d'une complication endocranienne. Leur présence ou non fait diviser les labyrinthites en deux groupes :

a) *Les labyrinthites simples*, dont la symptomatologie dépend de lésions cantonnées dans le rocher ;

b) *Les labyrinthites compliquées*, où les lésions du rocher sont associées à des lésions endocraniennes.

II

Les labyrinthites simples.

§ I

FORMES DES LABYRINTHITES SIMPLES

Les labyrinthites simples se divisent en trois variétés :

A) *La fistule labyrinthique simple.*
B) *Les labyrinthites aiguës.*
C) *Les labyrinthites chroniques.*

A. La fistule labyrinthique simple.

Le cas suivant en est un exemple : au cours d'une suppuration chronique de l'oreille, le plus souvent compliquée de cholestéatome, éclatent par accès des crises vertigineuses avec troubles de l'équilibre. Les épreuves labyrinthiques vestibulaires et acoustiques sont normales. Cependant, en comprimant l'air dans le conduit auditif ou en explorant au stylet la paroi interne de la caisse et de l'aditus, on provoque du vertige et un violent nystagmus.

Ce malade a une fistule labyrinthique simple.

Cette fistule s'observe parfois chez des évidés cicatrisés, et qui présentent, au niveau de la branche externe du canal horizontal, une ligne noirâtre, ressemblant à une rainure faite par l'ongle : à ce niveau la capsule osseuse labyrinthique s'est résorbée et le labyrinthe membraneux est mis à nu. Ou bien le malade est porteur d'une cavité d'évidement naturel, faite par un cholestéatome qui s'est éliminé et qui a emporté avec lui toute la chaîne des osselets; l'étrier et sa platine sont eux-mêmes tombés, la fenêtre ovale est fermée par une simple membrane cicatricielle, qui protège mal la cavité vestibulaire et l'expose à toutes les irritations extérieures.

Ce ne sont pas là des faits de labyrinthite vraie. Il s'agit plutôt de cicatrisation défectueuse d'une lésion limitée à un point de la capsule osseuse du labyrinthe. Mais les accidents vertigineux qu'ils provoquent sont parfois tellement intenses, qu'un otologiste non averti pourrait croire à des complications labyrinthiques vraies et proposer une intervention contre un organe qui ne demande qu'à être respecté.

B. Les labyrinthites aiguës.

Elles comprennent deux variétés : *a*) les *labyrinthites aiguës partielles*, où l'infection a porté surtout sur une partie de l'oreille interne et où l'on peut réveiller encore le fonctionnement de l'un des deux appareils sensoriels. *b*) les *labyrinthites aiguës totales*, où l'infection a envahi toute l'oreille interne et a paralysé complètement les deux appareils, vestibulaire et cochléaire.

1° Labyrinthites aiguës partielles. — La labyrinthite aiguë partielle est : *a*) circonscrite aux canaux semi-circulaires; *b*) circonscrite au limaçon; *c*) diffuse et incomplète, quand elle a envahi tout le labyrinthe, mais sans provoquer une paralysie totale des deux organes sensoriels.

a) *Labyrinthite aiguë, circonscrite aux canaux.* C'est une inflammation légère, qui provoque des troubles spontanés de simple irritation vestibulaire : sensation vertigineuse; troubles de l'équilibre qui entraînent la chute du malade vers l'oreille saine; secousses de nystagmus spontané, bilatérales tout à fait au début, puis prédominantes vers l'oreille malade.

L'examen fonctionnel des canaux semi-circulaires donne, suivant le degré de l'affection, les résultats suivants :

α) Lésion très légère : simple altération de l'épreuve de rotation tandis que l'épreuve calorique donne un résultat normal et qu'il n'y a pas de signe de fistule.

En voici un exemple : des accès vertigineux surviennent au cours d'un cholestéatome de l'oreille gauche. L'épreuve calorique est positive. Il n'y a pas de signe de fistule. Cependant il y a bien une altération légère et localisée aux canaux semi-circulaires gauches, car l'épreuve de rotation montre la dissociation suivante : à gauche, le post-nystagmus horizontal est nul ; à droite, le post-nystagmus horizontal dure 15" ; tandis qu'à gauche et à droite, le post-nystagmus rotatoire est de valeur à peu près égale : 15" et 18". Il y a donc vraisemblablement une lésion légère, limitée au canal horizontal gauche.

Brünings a observé la même dissociation dans les résultats de l'épreuve calorique : en position optima d'examen des canaux verticaux, le nystagmus rotatoire apparaît; en position optima du canal horizontal, le nystagmus horizontal est nul. Il admet qu'il y a, dans ce cas, une petite altération du canal horizontal.

β) Lésion plus accentuée : l'épreuve calorique et l'épreuve rotatoire sont toutes deux négatives, mais le signe de la fistule est positif. Le labyrinthe est donc fortement parésié, quoiqu'il soit encore excitable. Ce sont les cas les plus fréquents et les plus faciles à reconnaître.

La lésion, circonscrite aux semi-circulaires, ne va pas plus loin. En effet, quand la labyrinthite aiguë est limitée aux canaux semi-circulaires et que l'appareil auditif est intact, il n'y a que très rarement paralysie complète des canaux. Quand celle-ci s'observe, la cochlée est tout au moins altérée.

b) Labyrinthite aiguë circonscrite au limaçon. Je n'ai jamais observé de labyrinthite aiguë circonscrite au limaçon. Quand elle frappait la cochlée, elle était toujours accompagnée de vertiges, de nystagmus spontané et d'altération fonctionnelle des canaux semi-circulaires. Il y avait prédominance, mais non limitation stricte au limaçon.

Par contre, la labyrinthite circonscrite au limaçon s'observe à l'état chronique. En examinant l'oreille interne dans les suppurations chroniques de l'oreille moyenne, on constate parfois une surdité complète du type labyrinthique. Pourtant, le réflexe nystagmique est encore normal. La pathogénie de ces cas, ainsi que nous le verrons plus loin, a été très discutée. Il semble que cette paralysie cochléaire est le plus souvent le reliquat d'une labyrinthite aiguë diffuse, qui n'a pas entraîné de paralysie définitive de l'appareil vestibulaire, tandis qu'elle a détruit l'appareil cochléaire, qui est plus fragile.

c) *Labyrinthite aiguë diffuse incomplète.* L'infection a envahi tout le labyrinthe, car il y a des signes d'altération du vestibule et du limaçon. Cependant, l'un des deux organes sensoriels est encore excitable par nos moyens d'investigation et la paralysie n'est pas complète.

α) Il est très rare que l'infection prédomine sur les canaux semi-circulaires et lèse légèrement le limaçon : les épreuves vestibulaires sont alors complètement négatives, et les épreuves auditives labyrinthiques sont à peine altérées (troubles auditifs labyrinthiques du premier degré).

J'en ai pourtant observé un cas : chez un malade qui avait une otorrhée droite survinrent des accès de vertige violent pendant trois semaines. Les épreuves vestibulaires étaient négatives : épreuve calorique sans résultat; pas de signe de fistule; épreuve de rotation : 5" à droite, 20" à gauche. L'examen acoumétrique démontrait l'existence de lésions légères du limaçon : voix basse, $0^{m}75$; le diapason grave 128 v. d. est perçu 15" à 18" par voie aérienne (n. 45"); en bouchant l'oreille malade, le son d'un diapason placé sur la mastoïde du même côté s'accentue; Rinne égal. Ces signes pouvaient faire admettre l'intégrité du labyrinthe acoustique. Cependant je ne le crois pas, car le Weber était indifférent et le Schwabach n'était pas prolongé, et ce sont là des troubles que je regarde comme étant d'ordre labyrinthique.

J'en ai observé un autre exemple, chez lequel la paralysie semi-circulaire était restée définitive plusieurs mois plus tard, tandis que les troubles auditifs avaient conservé les caractères habituels des surdités de l'oreille moyenne.

Hinsberg, Uffenorde, Freytag, Krotoschin, Neumann, Alexander, ont observé des cas semblables.

β) Beaucoup plus souvent, les rôles sont renversés : le labyrinthe acoustique est paralysé et les canaux semi-circulaires ne sont qu'irrités. Le nerf cochléaire est en effet beaucoup moins résistant que le nerf vestibulaire. Il est lésé plus facilement et sa lésion est généralement définitive.

Herzog a même prétendu que l'infection labyrinthique était toujours diffuse et que le limaçon était toujours touché. Les élèves de Bezold, Scheibe notamment, ont défendu cette opinion. Schmiegelow est du même avis. Brock, dans un travail récent, dit qu'il n'y a pas de cas démonstratif où soit survenue une labyrinthite circonscrite primitive, avec audition conservée. C'est là un jugement trop absolu et j'admets, à titre exceptionnel, l'existence de labyrinthites circonscrites aux canaux semi-circulaires fortement parésiés ou quelquefois même paralysés complètement.

Cependant, cette indépendance absolue des canaux semi-circulaires et du limaçon est rare dans les infections labyrinthiques aiguës. Aussi, au point de vue pratique, on peut tenir pour vraie la remarque suivante : examine-t-on un malade chez lequel il est difficile de rechercher les épreuves acoumétriques, il suffit de faire l'épreuve calorique pour connaître l'état de tout le labyrinthe. Si cette épreuve est négative et s'il n'y a pas de signe de fistule, il y a toutes chances pour que le labyrinthe soit envahi dans son ensemble. Cette généralisation des renseignements donnés par l'épreuve calorique n'est d'ailleurs valable que pour les processus inflammatoires. M. Lermoyez et moi avons démontré, en effet, que dans les traumatismes du labyrinthe il pouvait y avoir dissociation entre l'atteinte du labyrinthe antérieur et l'intégrité du labyrinthe postérieur.

d) Evolution et pronostic des labyrinthites partielles. Quatre modes de terminaison sont possibles :

α) *L'inflammation régresse*, les canaux semi-circulaires et le limaçon récupèrent leurs fonctions. Cette *restitutio ad integrum* n'est pas exceptionnelle. Elle s'observe surtout quand l'infection a prédominé sur l'appareil vestibulaire et que le limaçon a été touché légèrement.

β) *La surdité est définitive :* c'est une terminaison fréquente.

Siebenmann et Nager ont constaté que, dans les suppurations chroniques de l'oreille moyenne avec cholestéatome, on trouvait 22 à 30 0/0 de surdité complète. Manasse, Habermann, Panse, Brühl, Lange, Grünberg, ont rapporté des cas identiques. Alexander et son élève Clayton M. Brown ont trouvé la surdité complete dans 9,6 0/0 des malades qui avaient subi l'opération radicale.

Alexander croit qu'il s'agit d'un simple processus dégénératif, car, remarque-t-il, la surdité, à la suite des évidements, s'installe doucement et sans symptômes de labyrinthite aiguë. Il suppose qu'il se fait une atrophie neuro-épithéliale et une altération des terminaisons nerveuses. Ou bien, il croit qu'il survient une inflammation chronique, non suppurative, qui entraîne la prolifération du tissu conjonctif et cause l'altération cochléaire.

J'ai observé tout récemment un de ces cas : en interrogeant attentivement la malade, on retrouvait dans son histoire une phase vertigineuse qui remontait à quelques années. Inversement, j'ai assisté plusieurs fois à la destruction du labyrinthe cochléaire, avec conservation du labyrinthe vestibulaire, au cours de labyrinthites aiguës partielles. Il semble donc que la majorité de ces faits relève plutôt d'une labyrinthite partielle guérie ; telle est, d'ailleurs l'opinion de Siebenmann et Nager.

γ) *La paralysie vestibulaire est définitive :* elle est tout à fait exceptionnelle, sans coexistence de surdité. J'en ai observé un exemple.

δ) *La labyrinthite partielle se transforme en labyrinthite totale.* Cette évolution n'est pas fréquente. La labyrinthite partielle, abandonnée à elle-même, reste souvent à cette phase.

Par contre, l'intervention chirurgicale lui donne fréquemment un coup de fouet et favorise son extension. Quand la labyrinthite est localisée aux canaux semi-circulaires et que l'audition a conservé une certaine valeur, il est donc indiqué de retarder l'intervention chirurgicale, qui aurait grandes chances de faire diffuser l'inflammation jusqu'au limaçon.

ε) *La labyrinthite partielle n'est jamais cause d'une méningite.* Avant que l'infection n'envahisse la cavité endocranienne, la labyrinthite partielle doit d'abord devenir totale. Il n'est donc pas urgent d'opérer ces labyrinthites, puisque, en les suivant avec attention et en contrôlant fréquemment les épreuves labyrinthiques, on est toujours prévenu du moment où elles sont dangereuses.

Uffenorde a cependant rapporté un cas de labyrinthite circonscrite aux canaux semi-circulaires, avec accidents mortels développés dans la fosse cérébrale postérieure, mais son observation a été vivement discutée. Bondy a publié également un cas de méningite mortelle, développée au cours d'une labyrinthite séreuse.

2° Les labyrinthites aiguës totales. — *a) Symptômes.* Les symptômes fonctionnels sont ceux que l'on observe au cas de déficit subit de l'appareil vestibulaire : sensation vertigineuse, nystagmus spontané dirigé vers l'oreille saine, tendance à la chute vers le côté malade. Ils sont beaucoup plus accusés que ceux que l'on rencontre au cours des labyrinthites partielles. Le malade est obligé de rester couché et de garder l'immobilité absolue pendant plusieurs jours. Le nystagmus spontané est très accentué; il conserve sa direction vers l'oreille saine, même lorsque les globes oculaires regardent dans la direction opposée, vers l'oreille malade.

L'examen labyrinthique montre que l'appareil vestibulaire et l'appareil cochléaire sont complètement paralysés. Toutes les épreuves labyrinthiques sont négatives.

b) *Evolution et pronostic.* Cette labyrinthite aiguë totale peut guérir, le fait est fréquent. Mais l'oreille interne reste définitivement paralysée. Je n'ai jamais vu se produire dans ces cas la restitution fonctionnelle.

Malheureusement, cette guérison spontanée n'est pas constante. Quelquefois l'infection gagne l'endocrâne et la méningite éclate. Il n'y a aucun moyen, simple et fidèle, pour différencier sûrement les labyrinthites aiguës qui vont guérir de celles qui vont tuer. On ne peut se baser que sur des impressions. Le premier symptôme, qui établit nettement la distinction, est déjà un symptôme méningé. La labyrinthite aiguë totale est donc beaucoup plus grave que la labyrinthite partielle : car celle-ci passe toujours par la phase de labyrinthite totale, avant de devenir compliquée. Aussi comprend-on qu'il y ait des otologistes qui trépanent systématiquement les labyrinthites aiguës totales. C'est là un point important, qui fera l'objet d'une discussion plus approfondie quand je chercherai à préciser les indications opératoires au cours des labyrinthites aiguës.

Dans d'autres cas, la labyrinthite aiguë passe à l'état chronique. L'infection n'est pas complètement éteinte; elle s'est enkystée dans le vestibule. Elle y cause un empyème du vestibule, quand elle s'attaque uniquement aux parties molles. Lorsqu'elle est plus virulente, elle détermine des lésions d'ostéite raréfiante et nécrosante, avec formation possible de séquestres.

C. Les labyrinthites chroniques.

A l'opposé de toutes les formes précédentes, ici les symptômes fonctionnels sont nuls. Il est nécessaire de scruter minutieusement le passé du malade pour retrouver, quelques années auparavant, de petits accidents vertigineux, fugaces et espacés. Sensation vertigineuse, troubles de l'équilibre, nystagmus spontané ont complètement disparu.

La labyrinthite chronique est dépistée par la recherche systématique des épreuves labyrinthiques sur tous les malades qui présentent une suppuration d'oreille : le réflexe nystagmique ne peut pas être provoqué et la surdité est complète.

Cette forme torpide n'est pas la moins grave. Que la suppuration de la caisse soit subitement réchauffée, qu'il y ait un obstacle au drainage, un polype qui cause de la rétention, et de suite des accidents méningés vont surgir. Dans cette forme, comme dans la labyrinthite aiguë totale, il n'y a plus d'étape intermédiaire entre l'otorrhée et la méningite.

Cependant, la plupart des labyrinthites chroniques ne sont pas dangereuses. Mais comment reconnaître celles qui sont vraiment guéries et celles qui sont encore capables d'être la cause d'une complication grave? Quelques petits signes permettent de les différencier. L'un d'eux est le nystagmus de compensation de Ruttin : quoique le labyrinthe vestibulaire soit certainement détruit, l'épreuve de rotation provoque un nystagmus égal des deux côtés et dont la valeur est voisine de la normale : 20"-25". Ce phénomène ne se rencontrerait que dans les labyrinthites cicatrisées depuis longtemps et qui ne présenteraient plus aucun foyer en évolution. J'aurai l'occasion de préciser ce point en traitant des indications opératoires.

§ II.

ANATOMIE PATHOLOGIQUE DES LABYRINTHITES SIMPLES.

Brock a réuni dans la littérature médicale 155 cas d'examen microscopique de labyrinthites suppurées d'origine tympanale. Ils se décomposent de la façon suivante, d'après la forme de la suppuration de l'oreille moyenne qui leur a donné naissance :

34 cas, à la suite d'une suppuration aiguë primitive de l'oreille moyenne (1/5);

14 cas, au cours de la scarlatine (1/11);

29 cas, d'origine tuberculeuse (1/6);

78 cas, à la suite d'une suppuration chronique banale (1/2). Parmi ceux-ci, il y avait 50 fois du cholestéatome (1/3) et 28 fois une otite chronique simple (1/6).

Les labyrinthites s'observent donc le plus souvent au cours des otorrhées banales et notamment chez celles qui s'accompagnent de cholestéatome.

Suivons le développement d'une infection labyrinthique et étudions successivement : 1° la porte d'entrée, par où l'infection passe de l'oreille moyenne dans le labyrinthe; 2° la diffusion de l'infection à travers les cavités de l'oreille interne; 3° les lésions qu'elle y détermine.

1° La porte d'entrée. — L'infection partie de l'oreille moyenne pour gagner l'oreille interne, y arrive : *a*) par une solution de continuité de la capsule en des points d'élection : on dit alors qu'il y a une fistule labyrinthique; *b*) par un foyer d'ostéite, consécutif à la suppuration de cellules mastoïdiennes, et qui se rompt dans l'oreille interne; *c*) ou au contraire, sans aucune solution de continuité, en passant à travers la paroi labyrinthique saine : c'est la labyrinthite induite.

a) *La fistule labyrinthique.* Elle est surtout fréquente dans les labyrinthites qui succèdent à une otite moyenne chronique banale, notamment chez celles qui s'accompagnent de cholestéatome. Elle est plus rare dans les labyrinthites consécutives aux infections aiguës primitives de l'oreille moyenne.

Elle siège le long de la branche externe du canal horizontal, ou au niveau des deux fenêtres. Cela se comprend : ce sont là les points faibles de la capsule labyrinthique, qui correspondent en même temps à l'aditus, où fongosités et cholestéatome, resserrés dans un tunnel, détruisent rapidement les surfaces osseuses.

Les fistules du canal horizontal et celles des fenêtres ont à peu près la même fréquence. Pour Jansen, le canal horizontal et notamment son ampoule sont des points de prédilection. Par contre, Habermann, Brieger, Manasse, Panse, Politzer, Herzog, Görke, O. Mayer ont rencontré plus souvent les fistules au niveau des fenêtres. Dans ce cas, la fenêtre ovale est généralement atteinte. Il y a cependant des exemples de fistules de la fenêtre ronde (Friedrich, Görke). D'ailleurs, il n'est pas rare de trouver deux fistules. J'ai presque constamment observé la fistule de la fenêtre ovale, dans mes interventions. J'ai rencontré une fois une fistule de la fenêtre ronde, qui laissait sourdre du pus venant du limaçon.

Les fistules des autres canaux sont exceptionnelles. Hinsberg a rapporté un cas d'abcès de la fosse cérébrale postérieure, qui avait fistulisé le canal vertical antérieur. Le canal vertical postérieur est parfois atteint dans la tuberculose de la mastoïde et de l'antre. Le rôle véritable de ces fistules dans la genèse des labyrinthites est d'ailleurs difficile à préciser. Il est possible que, dans certains cas, elles ne soient qu'une conséquence de l'infection labyrinthique et qu'elles se soient formées, en sens inverse, du labyrinthe vers la caisse (Lange, Friedrich, Hinsberg).

b) L'ostéite de la capsule. Une collection purulente péri-labyrinthique est la cause d'un foyer d'ostéite qui se propage au labyrinthe. Görke cite un cas d'abcès développé entre la trompe et le limaçon, à la suite d'une thrombose des veines du canal carotidien, au cours d'une otite aiguë, et qui avait envahi le canal du limaçon. Yoshii rapporte une observation identique.

Dans ces cas, la suppuration primitive de l'oreille moyenne a le plus souvent une marche aiguë : elle détermine un abcès extra-dural ou l'empyème d'un groupe de cellules mastoïdiennes, qui se propage au labyrinthe. Les lésions osseuses de la tuberculose sont également capables d'envahir directement l'oreille interne.

c) Le passage à travers la paroi labyrinthique intacte. Il survient parfois une inflammation des parties molles du labyrinthe, consécutive à une suppuration de la caisse, sans qu'il y ait aucune lésion apparente de la capsule labyrinthique

Nager a, le premier, décrit cette forme. Alexander, Herzog, Görke, Voss, Ruttin en ont rapporté des exemples et en ont étudié l'histologie.

L'infection traverse le ligament annulaire de l'étrier ou la membrane de la fenêtre ronde, sans les détruire. Peut-être aussi faut-il invoquer les anastomoses entre les vaisseaux de l'oreille moyenne et le labyrinthe. Alexander a démontré leur existence à la hauteur du promontoire. Manasse les a mises en lumière au niveau du canal horizontal.

Ce mode de propagation est spécial aux labyrinthites consécutives aux otites aiguës. Ce sont les *labyrinthites induites.* On les rencontre également dans la tuberculose et dans la scarlatine. Brock pense qu'elles sont souvent facilitées par un mauvais état général.

2° La diffusion de l'infection dans le labyrinthe. — *a)* Elle peut se cantonner à une partie du labyrinthe.

La labyrinthite circonscrite existe bien, au point de vue anatomo-pathologique. Mais cet argument est insuffisant pour affirmer, au point de vue clinique, l'existence de labyrinthites circonscrites : il reste à prouver que les parties qui paraissent normales sous le microscope, l'ont été également au titre physiologique. On peut aussi soutenir que la labyrinthite n'est que secondairement circonscrite : elle a d'abord été diffuse et n'a pu être examinée au moment, puis elle a régressé et s'est localisée.

Panse a publié un cas d'envahissement du limaçon par la fenêtre ronde, tandis que le vestibule restait normal. Politzer rapporte dans son livre un exemple d'altération des canaux, du vestibule et de l'origine des rampes du limaçon, avec aspect normal du reste de la cochlée. Ruttin, Görke ont également décrit des faits identiques.

b) L'infection se limite parfois à l'une des couches qui forment le labyrinthe : la capsule, l'espace périlabyrinthique, ou l'appareil membraneux. Localisée à la capsule, c'est la *paralabyrinthite* qui accompagne une fistule. Habermann, Otto Mayer, Friedrich, Ruttin ont démontré histologiquement que l'inflammation pouvait se cantonner au territoire *périlabyrinthique*, sans altérer le sac endolabyrinthique. Mais en général l'infection envahit l'intérieur du sac membraneux : il y a *endolabyrinthite*.

3° Les lésions intra-labyrinthiques et leur évolution. — *a) Elles peuvent régresser sans laisser de traces.* Il y a des troubles cliniques labyrinthiques qui surviennent subitement au cours d'une suppuration de l'oreille moyenne, et qui, malgré leur intensité et leur diffusion à toute l'oreille interne, sont causés par des lésions si légères qu'on met en doute leur origine infectieuse. Ces troubles seraient dus à un simple œdème collatéral, développé autour du foyer infectieux qui siège dans la caisse. Cet œdème modifie la tension du liquide péri et endolabyrinthique; par là il altère les cellules sensorielles et entraîne la paralysie labyrinthique. Ou bien, ces lésions auraient pour cause une intoxication bactérienne de voisinage, une sorte de labyrinthite toxique (Mayer). A moins qu'il ne s'agisse quand même d'une labyrinthite inflammatoire, mais très bénigne. Ce sont tous ces faits que l'on a englobés sous le nom de *labyrinthite séreuse*. Ils correspondent, au point de vue clinique, aux formes décrites sous le titre de labyrinthite partielle, peut-être même à certaines variétés de labyrinthites aiguës totales, labyrinthites induites qui surviennent à la suite des otites aiguës. En réalité, l'expression de labyrinthite séreuse relève plutôt de la clinique que du domaine anatomo-pathologique, car elle est avant tout basée sur la possibilité de la *restitutio ad integrum* des organes labyrinthiques. Son évolution, caractérisée par le retour de l'excitabilité labyrinthique, crée son identité, et non les lésions qui lui servent de substratum et sur lesquelles les auteurs sont loin de s'entendre.

La *restitutio ad integrum* ne s'observerait ainsi que dans les labyrinthites qui ne seraient pas véritablement infectieuses. Encore Görke pense-t-il que ce retour à la normale ne pourrait s'observer que dans les premiers jours, car il croit que, très rapidement, se produit l'organisation de l'exsudat fibrineux en tissu conjonctif, et qu'il se fait alors des altérations irréparables.

b) Elles guérissent, mais elles laissent une cicatrice. C'est là le mode de terminaison le plus fréquent. En effet, les lésions prédominent sur les parties molles et ne frappent que rarement les parois osseuses.

Görke a publié, sur ce sujet, plusieurs examens histologiques. Les parties molles du labyrinthe ont disparu : l'épithélium sensoriel et les terminaisons nerveuses sont détruits. Les petites cloisons osseuses, crête vestibulaire, septa cochléaires, sont résorbées. La guérison a lieu par un double processus : prolifération du tissu conjonctif, qui comble la cavité vestibulaire, et prolifération du tissu osseux, qui oblitère les canaux semi-circulaires et la base du limaçon.

Cette cicatrisation est fréquente dans les fistules du canal horizontal; le tissu conjonctif prolifère très rapidement et cherche à créer une barrière contre l'envahissement du labyrinthe. Görke croit que, même dans les formes les plus graves des labyrinthites, ce processus de guérison ne tarde pas à venir et « ce qui est plus important, que, dans la plupart des cas, il exerce aussi, en fait, la protection qui lui est attribuée par les anatomo-pathologistes ». Aussi n'est-il pas étonnant que ceux qui ont étudié les labyrinthites au point de vue microscopique, aient été frappés de cette guérison fréquente et spontanée de l'infection. Et, par une généralisation excessive, ils ont conclu à l'abstention opératoire dans toutes les labyrinthites.

c) *Elles passent à l'état chronique.* L'infection labyrinthique ne se cicatrise pas toujours. Sa transformation en une véritable labyrinthite chronique n'est pas rare. Alors, la localisation des lésions et leurs caractères, sont intéressants à connaître pour diriger efficacement la trépanation du labyrinthe.

Les lésions prédominent au vestibule et à la base du limaçon. Les branches des canaux semi-circulaires, la pointe du limaçon ne présentent pas de lésions en activité.

Il y a très rarement formation d'un abcès vrai de la cavité vestibulaire, collection de pus enkystée dans une membrane et sans altération osseuse, sorte d'empyème vestibulaire. Je n'en ai observé qu'un cas. Le plus souvent la cavité vestibulaire renferme des bourgeons et des granulations, développés sur un processus d'ostéite des parois vestibulaires.

L'ostéite vestibulaire est en général une ostéite raréfiante, qui provoque parfois des fistules labyrinthiques secondaires. Son siège est le plus souvent sur la paroi du promontoire qui est fistulisée en un ou plusieurs endroits. Le bloc osseux qui renferme les canaux est plus rarement détruit. Il forme alors un mélange d'ostéite, de granulations et de pus. Quelquefois le processus d'ostéite est plus intense et il détermine la nécrose des parois labyrinthiques. Celles-ci sont mal nourries, par suite de la mort des parties molles et de leurs vaisseaux, qui forment leur périoste interne et leur principale voie nourricière. Pour qu'il y ait nécrose, il faut que le processus infectieux ait été très virulent, comme cela s'observe dans la scarlatine.

Le cholestéatome du labyrinthe est rare. Il succède au cholestéatome de l'oreille moyenne, situé dans l'antre ou au niveau des fenêtres. Il entraîne ordinairement des lésions osseuses progressives du rocher. Dans des cas exceptionnels, le cholestéatome pénètre par une fistule dans les cavités labyrinthiques et s'y développe sans causer d'altérations osseuses (Alexander).

§ III

INDICATIONS OPÉRATOIRES DANS LES LABYRINTHITES SIMPLES

Il est impossible de conduire une intervention chirurgicale contre la suppuration du labyrinthe, de telle façon qu'elle assure un bon drainage des cavités de l'oreille interne et, en même temps, qu'elle conserve l'audition. La trépanation du labyrinthe ne répond pas, de toute évidence, à ce double but. Quant à l'évidement pétro-mastoïdien simple, quoiqu'il supprime le foyer originel et qu'il respecte l'oreille interne, il donne cependant un coup de fouet à la paralysie labyrinthique et précipite l'évolution de la surdité, beaucoup plus souvent qu'il n'arrête son développement ou qu'il ne facilite le retour de l'audition.

On n'intervient donc chirurgicalement, contre les suppurations du labyrinthe, que si l'on estime qu'elles sont capables de donner naissance à une complication endocranienne mortelle. L'indication thérapeutique dans les labyrinthites suppurées se résume ainsi dans la question suivante :

« *Cette forme de labyrinthite peut-elle être le point de départ d'une méningite?* »

A. Indications opératoires dans les labyrinthites partielles.

Il y a un groupe de labyrinthites, sur lequel tous les otologistes sont d'accord, et qui n'est jamais la cause immédiate d'une méningite : ce sont les labyrinthites partielles.

Pour qu'une labyrinthite partielle engendre une méningite, elle doit passer tout d'abord par une étape intermédiaire, qui est la labyrinthite totale. Examinons donc, quotidiennement, les malades atteints de labyrinthite partielle : tant que l'une quelconque des épreuves labyrinthiques nous montre que l'excitabilité de l'oreille interne n'est pas complètement éteinte, nous sommes certains que l'inflammation n'a pas progressé. Mais le jour où le labyrinthe est complètement inexcitable et où la labyrinthite partielle devient totale, il faut redouter l'envahissement des méninges. Alors, le premier symptôme nouveau qui apparaîtra est, déjà, un symptôme méningé.

La trépanation du labyrinthe est inutile dans les labyrinthites partielles : fistule simple, labyrinthite circonscrite, labyrinthite partielle diffuse. Elle est même formellement contre-indiquée, s'il y a encore quelques restes d'audition.

B. Indications opératoires dans les labyrinthites aiguës totales.

La ligne de conduite dans les labyrinthites aiguës totales est beaucoup plus sujette à discussion.

Ces labyrinthites aiguës peuvent-elles être l'origine d'une

méningite? Oui, et ce sont même les formes de la suppuration du labyrinthe qui y prédisposent le plus. Mais, donnent-elles souvent des méningites ? Non, car beaucoup guérissent spontanément. Alors, ne faut-il opérer les labyrinthites aiguës que lorsqu'elles commencent à se compliquer de méningite, ou bien doit-on les opérer toutes, à titre préventif? Tel est le point en litige.

Abstentionnistes. — Les labyrinthites, non compliquées, guérissent dans beaucoup de cas spontanément. Peut-être même cette guérison est-elle favorisée par le traitement médical : « Dès le début de la maladie, le repos absolu au lit est nécessaire pendant beaucoup de semaines, jusqu'à la disparition complète des symptômes... La chambre du malade sera obscure; le malade sera alimenté à la cuiller pour qu'il ne fasse aucun mouvement... Les boissons alcooliques sont interdites; des injections de morphine sont faites contre les accès de vertige... Si la capsule osseuse du labyrinthe est complètement intacte, la labyrinthite guérira par ce simple traitement. Si l'os, entre le labyrinthe membraneux et la caisse, est malade, alors la résection du labyrinthe devient nécessaire. » (Alexander, *Les maladies de l'oreille chez l'enfant*, 1912.)

En adoptant cette ligne de conduite, comme il est impossible de savoir, sans opération, si la capsule osseuse du labyrinthe est malade, on n'interviendra jamais sur les labyrinthites simples et on n'opérera que les labyrinthites qui sont déjà compliquées d'accidents méningés. Telle est en effet la seule indication chirurgicale reconnue par Alexander.

Interventionnistes. — Attendre l'apparition d'une complication souvent mortelle, pour tenter une opération grave dans de mauvaises conditions, paraît bien peu chirurgical. Pourquoi ne pas opérer préventivement toutes les labyrinthites aiguës : la trépanation de l'oreille interne, pratiquée dans ces cas, n'offre aucun danger, et il n'y a plus à tenir compte de la fonction cochléaire, qui est définitivement perdue ? Aussi Ruttin préconise-t-il l'intervention d'urgence sur les labyrinthites aiguës totales. Pour ne l'avoir pas faite, ou pour l'avoir trop retardée, il a eu à enregistrer des cas de mort.

Discussion. — Pour prendre parti dans cette discussion, les points suivants demandent à être élucidés :

1° Quelle est la fréquence des méningites à la suite des labyrinthites aiguës?

2° Quand le premier symptôme méningé apparaît, peut-on encore opérer avec toutes les chances de succès?

3° Est-il vraiment impossible de reconnaître, parmi les labyrinthites aiguës, celles qui sont particulièrement susceptibles de provoquer la méningite ?

4° L'évidement simple ne pourrait-il pas être fait en première ligne et, plus tard, la trépanation du labyrinthe compléterait l'intervention, si l'évolution des accidents l'exigeait?

1° La fréquence des accidents méningés, au cours des labyrinthites totales aiguës, n'est pas négligeable.

J'ai recueilli, en 1912, dans le service de l'hôpital Saint-Antoine, 18 observations de labyrinthites totales. Or, dans quatre cas, elles ont trait à des labyrinthites compliquées d'accidents endocraniens graves : deux malades sont morts, l'un de méningite suraiguë, l'autre d'un abcès du cervelet, développé au cours d'une labyrinthite aiguë qui datait de trois semaines ; les deux autres présentaient des symptômes méningés manifestes, qui ont cédé à l'intervention chirurgicale. Je ne veux pas établir de pourcentage, car le nombre de mes cas est trop minime, et, parmi ces 18 observations, quelques-unes se rapportent à des labyrinthites chroniques, qui ne devraient pas entrer en ligne de compte. Je tiens simplement à insister sur la proportion notable des accidents méningés, au cours des labyrinthites aiguës totales.

2° La rapidité de l'évolution des accidents méningés, dans les labyrinthites aiguës, est quelquefois telle, que l'intervention chirurgicale, quoique faite d'urgence, est pratiquée sur un malade déjà à la dernière extrémité.

Certes, cette marche rapide de la méningite labyrinthique n'est pas la règle. Souvent, il y a des prodromes. Les otologistes qui n'interviennent qu'en cas de menaces de complications endocraniennes, tiennent grand compte des trois facteurs suivants : la céphalée occipitale, l'élévation de la température, l'aspect trouble du liquide céphalo-rachidien. Ce ne seraient là, d'après eux, que des signes de simple réaction endocranienne et non des symptômes de méningite déjà constituée. Je discuterai plus loin cette affirmation. Pour l'instant, je cherche simplement à savoir si l'intervention, lorsqu'elle n'est pratiquée qu'au moment où apparaît le premier symptôme endocranien, n'est pas parfois faite trop tard et impuissante à enrayer les accidents méningés.

Blanluet a eu l'occasion, cette année, d'en observer un exemple saisissant : malgré tout avertissement, un malade qui venait de faire trois semaines auparavant une labyrinthite aiguë, refusa toute intervention chirurgicale. Ce malade, se croyant guéri, désirait quitter l'hôpital. Vingt-quatre heures après, il succombait à une méningite suraiguë, à marche foudroyante, quoiqu'il ait été opéré dix heures après le début des accidents.

L'histoire de ce malade est la suivante :

Homme de quarante ans, qui, depuis trois semaines, avait une otite moyenne aiguë suppurée. Dix jours après le début de l'otite, accès de vertige. Dix jours plus tard, quand le malade vint à l'hôpital, les vertiges étaient très diminués, mais l'épreuve de Romberg provoquait encore des troubles

de l'équilibre. Il y avait un petit nystagmus spontané dirigé vers l'oreille saine; le labyrinthe était complètement paralysé. La température oscillait autour de 38 degrés. La mastoïde était sensible. Le malade fut mis en observation; la température tomba et la douleur mastoïdienne disparut. Cependant il persistait un peu de sensibilité à la pression forte au niveau de l'antre, sans gonflement extérieur ni chute de la paroi du conduit. Le diagnostic de mastoïdite était douteux, mais comme le labyrinthe était lésé et qu'il y avait toujours des troubles de l'équilibre, Blanluet proposa au malade une trépanation simple de l'antre, pour drainer tout au moins le foyer mastoïdien et pour explorer la paroi labyrinthique. Elle fut refusée. Le lendemain matin, dix jours après l'entrée de ce malade à l'hôpital, subitement, éclatèrent des symptômes méningés extrêmement violents. Blanluet opéra le malade d'urgence, dix heures après le début des accidents : la température était de 40 degrés; il y avait du délire, de la céphalée atroce, de la raideur de la nuque, un liquide céphalo-rachidien très trouble et qui cultiva. Opération : pus dans l'antre; trépanation du labyrinthe; exploration et incision de la dure-mère cérébelleuse. La mort survint dans la nuit même. Autopsie : méningite diffuse suraiguë. Ni sur la table d'opération ni à l'autopsie on ne trouva aucune autre voie d'infection méningée en dehors du labyrinthe. Sur la table d'opération, il avait été impossible de se rendre compte s'il y avait une fistule, car l'os était fortement congestionné et saignait abondamment.

Dans cet exemple, il s'agit d'une méningite consécutive à une labyrinthite aiguë survenue au cours d'une mastoïdite aiguë. Les méningites qui succèdent aux labyrinthites survenues au cours des otorrhées chroniques, apparaissent aussi quelquefois très rapidement : en vingt-quatre ou quarante-huit heures, le tableau clinique de la méningite est constitué. Les chances de bonne intervention chirurgicale disparaissent donc vite, et l'on regrette de n'avoir pas opéré plus tôt. Ce fait m'est arrivé dans deux cas où, malgré une intervention chirurgicale rapide, je n'ai pu enrayer l'évolution des accidents méningés, déjà constitués au moment de l'opération, mais qui n'étaient pas encore en plein développement.

Voici une première conclusion établie : il est parfois imprudent de s'abstenir systématiquement de toute intervention chirurgicale, sur les labyrinthites aiguës totales. Mais devons-nous, pour cela, les opérer toutes?

3° La classification des labyrinthites aiguës totales, en bénignes et graves est difficile à établir d'après une règle précise et à l'abri de toute discussion. Il y a cependant quelques points de repère qui nous permettent de prévoir, approximativement, l'évolution possible d'une labyrinthite aiguë, et par suite de pencher ou non vers une intervention chirurgicale. Les éléments du pronostic sont basés : *a*) sur la cause de la labyrinthite, et *b*) sur sa marche.

a) *Indications opératoires d'après la cause de la labyrinthite : les labyrinthites induites.* L'étiologie de la labyrinthite influe sur sa marche ultérieure : il y a des labyrinthites aiguës totales qui se terminent, en règle générale, par la guérison spontanée. Ces formes bénignes sont les suivantes :

α) *Les labyrinthites post-opératoires* qui succèdent à la blessure du *canal semi-circulaire horizontal* guérissent spontanément, mais l'audition est perdue. Le pronostic est tout autre, quand la blessure porte sur la fenêtre ovale (cautérisation à l'acide chromique, arrachement de l'étrier au cours de l'évidement) : la béance et la largeur de l'ouverture vestibulaire favorisent l'infection de l'oreille interne, qui a rapidement comme conséquence une méningite aiguë mortelle.

β) *Les labyrinthites aiguës nées au cours des otites aiguës* simples guérissent le plus souvent. J'en ai observé quatre cas, tous guéris spontanément. J'ai communiqué l'un d'eux au Congrès français de 1909. Politzer, Marx, admettent également cette terminaison heureuse des labyrinthites consécutives aux otites aiguës. Ruttin pense qu'elles sont séreuses et non purulentes. Cependant Wanner, Scheibe, Schmiegelow, Brock considèrent qu'elles sont graves et souvent mortelles. Quelle que soit l'opinion que l'on adopte sur leur pronostic, le traitement chirurgical reste toujours le même et se limite à la paracentèse et au drainage large de la caisse. Car on ne voit guère quelle utilité pourrait avoir la trépanation du labyrinthe sur ces cas, qui sont caractérisés par une inflammation diffuse et qui n'aboutissent pas à une collection suppurée. D'ailleurs, lorsque cette panotite aiguë s'accompagne de phénomènes méningés manifestes, la guérison peut encore survenir sans intervention (observ. de Paul-Laurens).

γ) *Les labyrinthites au cours des mastoïdites aiguës* guérissent à la suite de la trépanation de l'antre. Il n'est pas nécessaire d'intervenir immédiatement sur le labyrinthe. La trépanation simple de la mastoïde a été faite dans quatre cas que j'ai suivis : il n'y a eu aucune menace de complications endocraniennes; dans un cas seulement, la persistance de lésions osseuses au niveau du promontoire nécessita une trépanation labyrinthique secondaire.

δ) *Les labyrinthites tuberculeuses et celles de la scarlatine* sont bénignes, si on les envisage au point de vue vital, car elles donnent rarement lieu à des complications méningées.

Körner dit que la tuberculose du rocher ne se propage pas aux méninges. Hegener la considère cependant comme capable d'entraîner la mort. Les interventions labyrinthiques sur cette tuberculose osseuse ne paraissent pas favorables : il est impossible de réséquer toutes les parties malades; l'opération est souvent la cause d'une poussée qui infecte les méninges. Il vaut donc mieux s'abstenir de toute intervention chirurgicale.

Nager admet, également, que la scarlatine est rarement la cause de complications endocraniennes. Brock est du même avis et il invoque comme preuve le grand nombre de sourds que l'on observe à la suite des complications auriculaires de cette affection. Cette opinion me paraît exacte : la mort par méningite post-scarlatineuse est très rarement observée.

Toutes ces labyrinthites aiguës totales : labyrinthites post-opératoires par blessure du canal horizontal, panotites aiguës, labyrinthites à la suite de mastoïdites aiguës, labyrinthites au cours de la tuberculose et de la scarlatine, sont donc des labyrinthites bénignes et qui donnent rarement lieu à des accidents méningés.

Ce sont probablement des *labyrinthites séreuses induites*, sans lésion de la capsule et sans fistule, sans lésions infectieuses vraies de l'oreille interne : c'est ce qui expliquerait leur peu de gravité.

Elles présentent les mêmes symptômes que les labyrinthites aiguës totales dues à l'infection vraie du labyrinthe. Cependant, on peut présumer de leur existence grâce à leur facteur étiologique : infection aiguë de l'oreille moyenne, tuberculose, scarlatine. Et l'on a la confirmation du diagnostic par la disparition rapide de tous les symptômes de réaction vestibulaire dès la fin de la première semaine.

b) Indications opératoires d'après la marche de la labyrinthite : durée anormale des symptômes vestibulaires. α) La labyrinthite aiguë totale, qui se termine par la guérison spontanée, suit la marche suivante : quelle que soit l'intensité des symptômes pendant les deux premiers jours, rapidement tout s'apaise. La sensation de vertige et les troubles de l'équilibre ont disparu dès la fin de la première semaine. L'épreuve de Romberg est normale, du huitième au dixième jour. Le nystagmus spontané décroît pendant la seconde semaine. Cet apaisement rapide des troubles réactionnels qui résultent du déséquilibre fonctionnel labyrinthique, est une preuve de la guérison de l'infection de l'oreille interne :

passé le quinzième jour, la labyrinthite aiguë simple est apaisée.

β) D'autres labyrinthites aiguës totales, au contraire, débutent avec moins de fracas, mais elles provoquent des symptômes vestibulaires qui persistent beaucoup plus longtemps. On en observe de telles, surtout parmi celles qui sont causées par une otorrhée chronique banale réchauffée : quoique les troubles de l'équilibre n'empêchent pas la marche, et que la sensation vertigineuse n'apparaisse qu'à l'occasion de mouvements brusques de la tête, ces troubles n'en persistent pas moins pendant plusieurs semaines, parfois même pendant un ou deux mois. La persistance de ces troubles vestibulaires révèle la marche progressive de l'infection dans le labyrinthe, et son installation définitive dans l'oreille interne.

Ces labyrinthites subaiguës, à marche traînante, que l'on observe au cours des otorrhées réchauffées, sont celles qui affectionnent les méninges. Presque tous les faits de méningite labyrinthique que j'ai observés, sont survenus chez des malades atteints de suppuration chronique de l'oreille moyenne, et qui se plaignaient, depuis un à deux mois, de troubles de l'équilibre et de sensations vertigineuses, par intermittences. Ce sont ces cas qu'il faut opérer d'urgence, sans attendre l'apparition d'un signe qui indique l'envahissement prochain de l'endocrâne.

c) *En résumé:* les labyrinthites aiguës totales peuvent être séparées en bénignes et graves.

Certaines labyrinthites post-opératoires, les panotites aiguës, les labyrinthites de la tuberculose et de la scarlatine peuvent être traitées par l'expectative.

On doit être plus circonspect en présence d'une labyrinthite aiguë totale développée au cours d'une otorrhée banale. Si les symptômes de réaction vestibulaire, troubles de l'équilibre, sensation vertigineuse, nystagmus spontané, persistent trop longtemps, il est plus prudent d'opérer, sans attendre d'y être forcé par les prodromes de la méningite.

L'heure chirurgicale, dans les labyrinthites aiguës totales, survient dans les conditions suivantes : quand la labyrinthite aiguë totale se manifeste au cours d'une otite moyenne suppurée chronique réchauffée, et qu'elle s'accompagne encore de signes de réaction vestibulaires marqués au delà du quinzième jour, il est nécessaire d'intervenir par un traitement chirurgical.

4° L'ÉVIDEMENT PÉTRO-MASTOÏDIEN SIMPLE EST DANGEREUX, la trépanation labyrinthique est seule indiquée quand on a décidé d'intervenir sur une labyrinthite aiguë survenue au cours d'une otorrhée chronique.

L'évidement simple a très peu de partisans. Alexander préfère temporiser, plutôt que d'opérer sans ouvrir le labyrinthe; il se refuse à faire un évidement, car il considère cette opération comme redoutable, dans de telles conditions.

En effet, elle exalte parfois la virulence de l'infection labyrinthique et elle facilite sa diffusion vers les méninges. Ce serait là l'explication des méningites post-opératoires que l'on a observées à la suite des évidements. En voici plusieurs exemples :

A la suite d'une intervention radicale simple, que j'ai faite dans un cas de labyrinthite subaiguë, survenue au cours d'une otorrhée moyenne chronique, éclata, trois semaines plus tard, une méningite de la fosse cérébelleuse, rapidement mortelle.

Blanluet cite, de même, une observation typique dans sa thèse sur « *La méningite aiguë otogène* » : une jeune femme entre à Saint-Antoine, au début d'avril 1908, pour une otorrhée d'ancienne date, compliquée de paralysie faciale. Il y a un peu de douleur mastoïdienne, mais aucun autre symptôme et une apyrexie absolue. On l'opère. L'évidement pétro-mastoïdien est pratiqué très normalement sans qu'il y ait le moindre incident opératoire. Mais une fistule du canal externe a été constatée. Le soir même de l'intervention, la malade se plaint de céphalée et la température monte. Quatre jours après, elle meurt de méningite. Et l'autopsie révéla une labyrinthite suppurée, compliquée de méningite.

Luc a communiqué à la Société de l'Internat (octobre 1909) une observation identique, où la méconnaissance d'une labyrinthite a été le point de départ d'accidents méningés mortels.

En résumé: *les labyrinthites aiguës totales se compliquent de méningite dans une proportion qui n'est pas négligeable. Les plus graves sont celles qui sont dues à des otorrhées chroniques banales. Si elles ne guérissent pas très rapidement, il faut les opérer, sans attendre les prodromes de la méningite. La trépanation du labyrinthe est alors la seule intervention chirurgicale permise.*

C. Indications opératoires dans les labyrinthites chroniques.

Les labyrinthites chroniques sont caractérisées par les signes de la paralysie complète de l'oreille interne et par l'absence de symptômes manifestes d'irritation labyrinthique.

Ces labyrinthites sont rarement la cause de méningites. Car la plupart ne sont qu'un bloc cicatriciel, mélange de tissu osseux hyperostosé et de tissu conjonctif proliféré, complètement guéri et qui ne mérite pas le nom de labyrinthite chronique.

On reconnaît qu'une labyrinthite chronique n'offre aucun danger : 1° à l'absence des signes d'irritation vestibulaire; 2° à l'état de la capsule labyrinthique.

1° Absence des signes d'irritation vestibulaire. — *a*) Ruttin a cherché à séparer les labyrinthites cicatrisées des vraies labyrinthites chroniques, à l'aide d'un signe qu'il a appelé « nystagmus de compensation ». Voici ce dont il s'agit : à l'état normal, l'épreuve de rotation provoque des secousses nystagmiques pendant 30", du côté droit, et 25", du côté gauche. Quand le labyrinthe droit vient d'être détruit, la même épreuve donne un nystagmus droit nul, ou qui dure 10", et un nystagmus gauche de durée presque normale, 20" à 25". Beaucoup plus tard, malgré la destruction définitive du labyrinthe droit, le nystagmus devient égal des deux côtés et reprend la même valeur que chez un sujet normal : 20" des deux côtés. C'est à ce dernier phénomène que Ruttin a donné le nom de nystagmus de compensation.

Il en propose l'explication suivante : lorsque la labyrinthite est éteinte et cicatrisée, et que l'appareil vestibulaire du même côté est complètement mort, alors il se fait une éducation nouvelle du centre bulbaire du nerf vestibulaire correspondant au labyrinthe sain. Ce centre s'entraîne peu à peu à suppléer le centre vestibulaire du côté malade ; lorsque cette suppléance est complète, elle se manifeste par le nystagmus de compensation. La constatation de ce signe indique la cicatrisation du labyrinthe malade.

Malheureusement, ce signe n'apparaît que très tardivement, parfois au bout de plusieurs années. Je ne l'ai pas observé sur les malades que j'avais trépanés depuis déjà un an.

b) En réalité, les labyrinthites chroniques guéries sont beaucoup plus nombreuses que ne peut le faire supposer la recherche du nystagmus de compensation. On peut admettre la cicatrisation définitive d'une labyrinthite, quand elle réunit les conditions suivantes :

α) Absence de symptômes vertigineux ; β) absence de troubles de l'équilibre aux épreuves de Stein : la marche les yeux fermés, l'arrêt au commandement, le demi-tour se font sans hésitation, comme chez les sujets normaux; γ) absence de secousses véritables de nystagmus spontané.

La disparition de tous les signes d'irritation de l'appareil vestibulaire prouve que la labyrinthite est bien cicatrisée. Il est inutile de pratiquer la trépanation d'une telle labyrinthite chronique. Cependant, on doit s'assurer qu'il n'y a aucune lésion osseuse concomitante : un séquestre du limaçon, ou de la branche externe du canal horizontal, peut, en effet, s'observer, malgré l'absence de tout symptôme réactionnel du côté du nerf vestibulaire.

2° État de la capsule labyrinthique. — Quand on constate une zone d'ostéite, un séquestre, une paralysie faciale au cours d'une labyrinthite chronique, il est nécessaire de faire la trépanation de l'oreille interne.

En est-il de même lorsqu'on trouve sur la table d'opération une simple fistule du canal horizontal ou l'orifice béant de la fenêtre ovale, sans aucune trace d'ostéite à l'entour de cette fistule, et sans qu'elle laisse sourdre une gouttelette de pus? Souvent l'évidement simple a été appliqué à ces cas, sans qu'il en soit résulté de complications. Si l'on se contente de faire une radicale, il faut alors s'abstenir de tout curettage de ces fistules, car la réaction consécutive pourrait les oblitérer, tout en réchauffant la lésion vestibulaire, qui serait alors enfermée dans un vase clos. Il me semble plus prudent de faire encore dans ces cas la trépanation du labyrinthe.

Quand on ne trouve aucune fistule, ni aucune trace d'ostéite sur la capsule labyrinthique, il est inutile d'ouvrir l'oreille interne.

En résumé : *les labyrinthites chroniques peuvent être respectées. La trépanation du labyrinthe n'est indiquée qu'au cas où persistent des troubles d'irritation vestibulaire et surtout quand il y a des lésions osseuses labyrinthiques en évolution.*

III

Les labyrinthites compliquées.

A côté des signes qui dépendent de la suppuration labyrinthique, se trouvent d'autres symptômes qui révèlent la participation de l'endocrâne à l'infection.

La labyrinthite compliquée est immédiatement grave, car elle menace la vie. Aussi est-il nécessaire d'étudier très minutieusement les plus petits signes qui peuvent permettre de dépister la complication naissante, afin d'intervenir rapidement sur le foyer de l'infection.

L'intervention chirurgicale devra, d'ailleurs, être conduite d'une façon différente quand il s'agit d'une labyrinthite avec manifestations endocraniennes, et non d'une labyrinthite encore cantonnée dans le rocher.

§ I

SYMPTOMES DES LABYRINTHITES COMPLIQUÉES

Laissons de côté les symptômes classiques de la méningite aiguë ou de l'abcès du cervelet, à leur complet développement. Étudions seulement les signes du début. Leur diagnostic est difficile, car l'on hésite à les attribuer soit à une labyrinthite simple, soit à une réaction méningée; telles sont: la fièvre, la céphalée, les modifications du liquide céphalo-rachidien; ou bien, on ne sait s'ils dépendent d'une lésion semi-circulaire ou d'un trouble cérébelleux: c'est le cas du nystagmus spontané et des troubles de l'équilibre.

A. Symptômes généraux.

La fièvre. — Elle est toujours minime au cours de la labyrinthite simple: elle ne dépasse pas, le soir, 38 degrés.

Quand elle est supérieure à 38 degrés, il est difficile de faire la part de ce qui revient à la lésion mastoïdienne, à la labyrinthite ou aux méninges. La chose est plus aisée après la trépanation. Il suffit de se souvenir de ce qu'on observe à la suite de l'évidement : la température oscille parfois autour de 38 degrés pendant plusieurs jours, sans éveiller la crainte d'une complication endocranienne. Si la température dépasse 38 degrés et qu'elle progresse, il y a tout lieu de penser à l'infection de l'endocrâne. Pourtant Bondy a publié une observation où la fièvre manquait au début d'une méningite diffuse suraiguë, tandis qu'il y avait déjà de la raideur de la nuque et un liquide céphalo-rachidien fort louche.

B. Symptômes fonctionnels.

1° La céphalée. — Elle ne s'observe pas dans la labyrinthite aiguë. Une céphalée occipitale, lourde et persistante, surtout quand elle s'accompagne d'inclination et d'immobilisation de la tête du côté malade, est en faveur d'une lésion de la fosse cérébelleuse.

2° Les vomissements. — La labyrinthite aiguë provoque au début des vomissements incessants avec sensation vertigineuse. Ils persistent un à deux jours, puis ils disparaissent. Au contraire, quand ils sont d'origine cérébelleuse, ils ne régressent pas, ils ont plutôt une tendance à l'aggravation et ne s'accompagnent pas de sensation vertigineuse (Moure).

C. Symptômes physiques.

1° La ponction lombaire. — La labyrinthite simple n'est la cause d'aucune altération du liquide céphalo-rachidien (Knick). Les plus légères altérations du liquide céphalo-rachidien : hypertension, augmentation de l'albumine, présence d'éléments figurés, doivent attirer l'attention sur une complication endocranienne.

2° Les modifications du nystagmus spontané. — Elles peuvent porter : *a*) sur sa direction; *b*) sur sa durée.

a) *Modification de la direction du nystagmus spontané.* A chaque étape d'une labyrinthite, correspond une variété de nystagmus spontané, à direction déterminée.

Au début, le nystagmus spontané est dirigé vers l'oreille malade. Il est dû à l'irritation pathologique des canaux semi-circulaires, qui ne sont que parésiés, comme le montre la forme vestibulaire (simple diminution du réflexe calorique, ou persistance du signe de la fistule dans la labyrinthite partielle semi-circulaire).

A la période d'état, le nystagmus spontané est dirigé vers l'oreille saine. Il indique la paralysie subite des canaux semi-circulaires, ainsi que le confirme l'examen fonctionnel du vestibule (abolition de tout réflexe vestibulaire dans la labyrinthite aiguë totale).

A la période terminale, le nystagmus spontané disparaît (labyrinthite chronique, ou *restitutio ad integrum*).

Chacune des phases de la labyrinthite est donc caractérisée par un nystagmus spontané, qui a une direction déterminée, et par une formule vestibulaire spéciale, qui lui correspond. Quand on constate la présence d'un nystagmus spontané, et que sa direction concorde avec la formule vestibulaire de la labyrinthite, c'est que la labyrinthite est bien la cause unique de ce nystagmus et qu'il n'y a pas de complication endocranienne. Au contraire, direction du nystagmus spontané et formule vestibulaire sont-elles en discordance, on est obligé d'admettre qu'un facteur, autre que la labyrinthite, intervient dans le syndrome habituel et qu'il en trouble l'ordonnance : la labyrinthite est compliquée, le plus souvent, d'un abcès du cervelet.

L'exemple le plus fréquent de cette discordance est décrit dans l'observation suivante : labyrinthite aiguë totale gauche avec nystagmus spontané vers l'oreille droite, comme il est normal de l'observer dans ce cas (période d'état). Survient une parésie faciale, qui m'oblige à faire la trépanation du labyrinthe. Les jours suivants, le nystagmus spontané, toujours dirigé vers l'oreille saine, diminue et tend à persister. C'est là encore un fait normal (période terminale). Mais tout à coup, le huitième jour, je constate la réapparition d'un nystagmus spontané, de plus en plus accentué et dirigé, cette fois, vers l'oreille gauche, malade. Cette variété de nystagmus ne doit s'observer qu'au début de la labyrinthite, quand les canaux semi-circulaires ne sont encore qu'irrités. Or ici, je suis à la période terminale, sans aucune discussion, puisque j'ai trépané le labyrinthe. Ce nystagmus spontané, dirigé vers l'oreille malade, n'est donc explicable que par un autre facteur, nouvellement apparu, et qui, situé au-dessus des canaux semi-circulaires, irrite le tronc même ou les centres bulbaires du nerf vestibulaire. Ce facteur siège dans l'endocrâne. En effet, le malade se plaint également d'une céphalée occipitale postérieure, il a un peu d'incertitude dans les mouvements rapides du membre supérieur gauche. On constate, quelques jours plus tard, l'existence d'un abcès de l'hémisphère cérébelleux gauche.

b) Modifications de la durée du nystagmus spontané. Le nystagmus spontané dirigé vers l'oreille saine, observé à la suite d'une labyrinthite aiguë ou après une trépanation du labyrinthe, n'a pas une durée indéfinie.

Voici l'évolution qu'il doit suivre dans les cas normaux :

Dans un fait, que j'ai observé, de blessure accidentelle du canal semi-circulaire horizontal au cours d'un évidement simple, le nystagmus spontané a été très accentué pendant les trois premiers jours; il était dirigé vers l'oreille saine, quelle que soit la direction du regard; les troubles de l'équilibre et les sensations vertigineuses étaient si intenses, qu'ils obligeaient la malade à garder une immobilité complète. Jusqu'à la fin de la première semaine, le nystagmus spontané était manifeste, lorsque le regard était dirigé vers l'oreille saine, et il était encore ébauché quand la malade regardait directement devant elle. Au bout de quinze jours, les troubles de l'équilibre avaient disparu; il n'y avait plus de Romberg; le nystagmus spontané n'était plus visible que lorsque le regard était dirigé vers l'oreille saine, et ses secousses étaient très petites.

Dans les faits de trépanation du labyrinthe, au cours d'une labyrinthite aiguë, le nystagmus spontané disparaît encore beaucoup plus vite. Il subit parfois une recrudescence, le soir de l'opération, et il s'accompagne de petits phénomènes vertigineux. Dès le lendemain de l'opération, il diminue et il décroît.

Chaque fois que la durée du nystagmus spontané se prolonge et est anormale, on doit songer à une complication endocranienne.

En voici un exemple :

Labyrinthite aiguë gauche avec paralysie complète des canaux semi-circulaires gauches; coexistence d'un nystagmus spontané dirigé vers l'oreille droite. Trépanation du labyrinthe. Après la trépanation du labyrinthe, le nystagmus spontané persiste; il est toujours dirigé vers l'oreille droite saine. Ceci n'aurait rien d'anormal si, quelques jours après l'intervention, on ne voyait ce nystagmus toujours dirigé vers l'oreille saine, suivre une marche progressive et, au lieu de disparaître, il se manifeste avec des secousses de plus en plus amples. Il ne peut plus être causé par le foyer labyrinthique, qui a été détruit. Il est nécessaire d'en chercher la cause dans une lésion endocranienne qui, dans ce cas, était un abcès de cervelet.

D. L'examen cérébelleux.

Barany a proposé une série d'épreuves pour étudier le fonctionnement du cervelet. On peut les exposer, à ce qu'il me semble, de la façon suivante :

I. Aperçu physiologique. — α) Le cervelet est l'organe modérateur des mouvements et il assure l'équilibre. Pour remplir ce rôle :

Il reçoit des sensations des muscles et des articulations.

Il perçoit les excitations vestibulaires « qui donnent aux différents centres cérébelleux le tonus normal, nécessaire à leur fonctionnement » ; le cervelet est l'organe central du nerf vestibulaire (Barany).

Il entre en relation avec l'écorce cérébrale, ce qui fait qu'il n'y a pas d'innervation volontaire sans que le cervelet en soit averti et la modère.

Remarquons les rapports intimes qui unissent le cervelet et les canaux semi-circulaires : le cervelet est l'organe central, les canaux semi-circulaires sont l'un des appareils périphériques du système qui assure notre équilibration. Aussi leur symptomatologie est-elle très voisine. Souvent, il est difficile d'affirmer si tel signe est d'ordre cérébelleux, ou bien d'origine labyrinthique.

Un trouble d'équilibre a pour cause une altération fonctionnelle du cervelet, et non une atteinte des canaux semi-circulaires, quand il est :

1° *Unilatéral et partiel.* Ce trouble se manifeste par le déplacement d'un seul bras, ou il n'apparaît qu'à l'occasion d'un mouvement précis d'une articulation, ce qui indique qu'il est sous la dépendance du mauvais fonctionnement du centre de ces mouvements, que l'on croit localisé dans le cervelet.

2° *Invariable et fixe.* Il est impossible de modifier la

direction de ce trouble de l'équilibre ou de le faire disparaître momentanément, par une autre excitation envoyée au cervelet, car c'est l'organe central lui-même, le cervelet, qui est touché.

β) Pour interroger la fonction cérébelleuse, il suffit de provoquer artificiellement un changement de l'équilibre, de même que pour interroger la fonction semi-circulaire, on n'a qu'à mettre en œuvre un mouvement de rotation. Normalement, le cervelet doit y répondre par un « *mouvement de réaction* », destiné à rétablir l'équilibre rompu ; de même, le canal semi-circulaire réagit, par une secousse nystagmique, au mouvement de rotation qui l'a excité.

Le mouvement de réaction se produit-il spontanément, sans qu'il y ait eu un appel représenté par un changement de l'équilibre, on doit alors supposer qu'il y a une irritation spontanée du cervelet, une sorte d'attaque d'épilepsie cérébelleuse, due à une lésion située au voisinage des centres cérébelleux. Il en est de même pour le nystagmus spontané, qui révèle l'existence d'une cause irritative au niveau des canaux semi-circulaires.

Le mouvement de réaction, au contraire, est-il absent, quand on essaye de le provoquer par une modification apportée à l'équilibre, on doit en conclure qu'il y a arrêt du fonctionnement de l'écorce cérébelleuse. Ainsi l'absence de nystagmus provoqué fait admettre la paralysie des canaux semi-circulaires.

Pour agir sur le cervelet, on use d'un procédé indirect, qui est le suivant : on excite expérimentalement les canaux semi-circulaires, par un mouvement de rotation, par l'épreuve calorique ou même par l'épreuve galvanique (Mann). Cette excitation, artificielle, est identique à celle que les canaux semi-circulaires subissent quand le sujet exécute un déplacement véritable. Aussi, une fois l'excitation transmise au cervelet, cet organe y répond-il par un mouvement de réaction, destiné à maintenir l'équilibre.

Mais puisque l'excitation vestibulaire est artificielle et ne répond pas à un déplacement vrai du sujet en expérience, il en résulte que le mouvement de réaction cérébelleuse détruit l'équilibre au lieu de le rétablir : c'est ainsi que le corps tend à tomber vers un côté ou que l'index dévie dans une certaine direction quand il cherche à indiquer un point fixe dans l'espace. Ce mouvement de réaction a une forme et une direction qui sont intimement liées à la forme et à la direction du nystagmus que l'on a provoqué simultanément par l'excitation vestibulaire.

L'examen cérébelleux demande à être fait par des excitations vives et rapides. Car l'innervation volontaire est capable de suppléer au défaut de fonctionnement du cervelet. Il est facilité par l'occlusion des yeux, qui empêche le malade de se rendre compte des conditions de l'expérience.

γ) L'interrogatoire cérébelleux peut être très détaillé; il y aurait, en effet, des centres multiples dans l'écorce cérébelleuse : les mouvements de réaction du corps seraient localisés dans le vermis; les mouvements de réaction des extrémités siègeraient dans les hémisphères.

Dans les hémisphères, les centres seraient orientés par articulation et par direction de mouvement. Chaque direction de mouvement pour une articulation donnée serait représentée par un centre : il y aurait un centre pour le mouvement de l'épaule à droite, et un autre pour le mouvement de l'épaule à gauche. Chaque muscle serait lui-même représenté plusieurs fois dans un hémisphère (hypothèses de Barany).

II. Recherche des mouvements de réaction chez un sujet normal. — Cette recherche est faite pour le corps et pour les extrémités.

α) *Recherche des mouvements de réaction du corps.* Après avoir fait une épreuve à l'eau froide dans l'oreille gauche, ou après avoir fait subir à un sujet dix tours de rotation vers la gauche, on détermine l'apparition d'un nystagmus provoqué, dirigé vers l'oreille droite. On constate en même temps, lorsque ce sujet a les pieds joints et les yeux fermés, qu'il tombe en s'inclinant vers l'épaule gauche, dans une direction opposée à celle du nystagmus. Si, maintenant, nous lui faisons tourner la tête sur le cou, de 90 degrés à droite, dans le sens de « à droite, alignement ! », alors on constate qu'il s'incline et tombe en avant. La direction de la chute est donc modifiable suivant la position de la tête, et elle se produit toujours en sens opposé au nystagmus que l'on a provoqué : pour que cette coordination, entre la direction de la chute et celle du nystagmus, existe, il est nécessaire que le vermis cérébelleux fonctionne normalement.

β) *Recherche des mouvements de réaction des extrémités.* Par les mêmes moyens que précédemment, provoquons encore un nystagmus dirigé vers l'oreille droite. Pendant ce temps, si l'on fait étendre les deux bras du sujet horizontalement et directement devant lui, en lui recommandant de tenir les deux index allongés et de fermer les autres doigts dans la paume de la main, et si on lui fait clore en même temps les yeux pour supprimer tout contrôle de son intelligence, alors on constate que, sans qu'il en ait conscience, les extrémités des deux index et les bras sont entraînés dans un mouvement lent de déviation, dans un plan horizontal et qui se fait vers le côté gauche, en sens opposé au nystagmus. Ce mouvement lent de déviation des bras a lieu dans la même direction que la phase initiale de contraction lente de la secousse nystagmique.

Pour faire apparaître plus sûrement la réaction, il suffit de diminuer autant que possible le contrôle de la volonté, qui s'oppose, malgré tout, au déplacement des bras. Dans ce but, on n'examine qu'un seul bras et l'on fait exécuter une série de mouvements par le bras qu'on n'interroge pas, afin de détourner l'attention du malade. Ou bien encore, on commande au malade de répéter, avec le bras que l'on veut examiner, un mouvement déterminé; par exemple, il touche avec son index, d'abord son ventre, puis le doigt que le médecin présente devant lui; il répète rapidement ce mouvement d'aller et retour et l'on constate que, s'il y a un nystagmus provoqué droit, l'index du malade dévie et montre le doigt du médecin toujours trop à gauche.

Cette déviation du bras vers la gauche est due à un mouvement qui se produit dans l'articulation de l'épaule. Elle résulterait de l'excitation du centre cérébelleux du mouvement de l'épaule vers la gauche. En provoquant des secousses nystagmiques appropriées, on peut étudier le fonctionnement des centres cérébelleux des mouvements de l'épaule vers la droite, en haut ou en bas (hypothèses de Barany).

On examine les mouvements de réaction qui se produisent dans les autres articulations, de la façon suivante :

Pour interroger l'articulation de l'avant-bras, on applique le bras du sujet contre le côté du corps, de façon à immobiliser l'articulation de l'épaule; on lui ordonne de toucher, avec son index droit par exemple, d'abord son genou, puis un objet placé en avant de lui et situé sur la ligne médiane, comme l'index de la main que le médecin tend devant lui. Ce mouvement d'aller et de retour est répété très rapidement, le sujet ayant d'abord les yeux ouverts, puis les yeux fermés. On constate qu'il ne se trompe jamais et qu'il touche toujours correctement l'index du médecin. Au contraire, fait-on exécuter cette épreuve après avoir provoqué chez ce sujet un nystagmus dirigé vers l'oreille droite, alors on remarque que le sujet se trompe et qu'il dirige son doigt toujours trop à gauche du but fixé.

Pour étudier l'articulation du poignet, on place l'avant-bras du malade sur le dos d'une chaise. La main est en pronation, la paume regarde le sol, le poignet est fléchi sur l'avant-bras, l'index est allongé et dirigé directement en bas. Puis le poignet est relevé et l'index est dirigé en haut, au maximum. La main exécute ainsi une série de mouvements, dans le sens de : pigeon vole ! Et l'on commande au malade de toucher avec son index, quand il le relève, le doigt que le médecin tend devant lui. Au début de l'expérience, on peut placer la main, non en pronation, mais en supination ; la paume regarde alors en l'air, le poignet est fortement fléchi sur l'avant-bras, l'index, étendu, est dirigé en haut. Puis le poignet est étendu au maximum et l'index est dirigé le plus possible en bas. La main exécute ainsi une série de mouvements en sens inverse de : pigeon vole ! Et l'on ordonne au malade de toucher avec son index, quand il l'abaisse, le doigt que le médecin tend devant lui. Quand on fait exécuter ces mouvements en provoquant en même temps du nystagmus, on observe les mêmes déviations que dans les épreuves précédentes.

Lorsque le sujet commet cette série d'erreurs, et qu'il existe un rapport précis entre la direction du nystagmus et celle de la déviation du doigt, Barany admet que les centres des différents mouvements des articulations, qu'il suppose être situés dans l'hémisphère cérébelleux du même côté que le membre supérieur examiné, ont un fonctionnement normal.

Cette recherche des mouvements de réaction au niveau des extrémités est souvent délicate. La déviation peut passer inaperçue. Barany conseille de provoquer le nystagmus par un mouvement rapide de rotation : 10 tours en 10". La réaction est souvent très courte et ne dure que quelques secondes : quelquefois 1", 2", dit Barany. L'excitation produite par l'épreuve calorique donne à peu près les mêmes résultats.

III. Recherche des mouvements de réaction dans les cas pathologiques. — *a) Examen des mouvements de réaction du corps.* 1° On constate la présence de *mouvement spontané de réaction* au niveau du corps, et il entraîne un trouble de l'équilibre, sans qu'aucune cause physiologique normale l'ait provoqué : ce sont des troubles d'ordre irritatif.

Le malade, en position de Romberg, tombe par exemple, spontanément, en arrière et à gauche. Ce trouble de l'équilibre peut coïncider avec du nystagmus spontané dirigé à gauche, et, remarque fondamentale, les rapports normaux entre la chute et le nystagmus ont disparu : tous deux ont lieu du même côté. On constate aussi que les changements de direction que l'on fait exécuter à la tête sur le corps n'exercent plus d'influence sur la direction de la chute spontanée. Les caractères présentés par ces troubles indiquent qu'ils dépendent d'une altération fonctionnelle des centres cérébelleux, qui sont dans le vermis.

Il est aisé de différencier ces troubles de ceux qui ont un point de départ périphérique, et qui sont dus à l'irritation pathologique des canaux semi-circulaires. Les troubles de l'équilibre d'origine périphérique surviennent toujours dans une direction opposée à celle du nystagmus. Quand on fait varier la direction de ce nystagmus par un mouvement de rotation de la tête, il en est de même de celle de la chute. En effet, quand il s'agit d'un simple trouble des canaux semi-circulaires, les centres cérébelleux fonctionnent encore: ils veillent à coordonner et à maintenir les rapports normaux entre la direction du nystagmus et celle de la chute. L'ordre d'exécution est envoyé à tort, mais la manœuvre est exécutée correctement. Au contraire, l'irritation pathologique du centre cérébelleux provoque une chute spontanée du corps, dans une direction qui reste invariable. Elle ne change pas quand on modifie la situation de la tête, parce que la lésion porte sur le centre cérébelleux, dont le fonctionnement normal est nécessaire pour assurer un rapport constant entre la direction du nystagmus spontané et celle de la chute. Malgré les variations apportées dans l'ordre d'appel, la manœuvre cérébelleuse est toujours la même, car la machine est déréglée et ne peut plus exécuter qu'une certaine catégorie de mouvements.

2º On constate l'*absence de mouvement provoqué de réaction* au niveau du corps : ce sont des troubles d'ordre paralytique. Supposons un malade qui présente une tendance à la chute spontanée en arrière et à gauche. Provoquons chez lui, par l'épreuve calorique, un réflexe nystagmique à gauche. On constate que la direction de la chute n'a pas changé. Elle se produit encore en arrière et à gauche, quelle que soit la position de la tête sur le corps, et non à droite comme il arriverait normalement. Il y a absence de réaction provoquée, ce qui indique une abolition fonctionnelle du vermis, comme l'absence de réflexe nystagmique indique la paralysie des canaux semi-circulaires.

La coexistence de l'absence de mouvement provoqué de réaction au niveau du corps, avec une chute spontanée, s'explique tout aussi bien que l'association de l'absence du nystagmus provoqué avec la présence du nystagmus spontané. Dans ces cas d'apparence contradictoire, la chute spontanée est due à la prédominance du centre cérébelleux du mouvement du corps vers la gauche, qui est sain, sur le centre cérébelleux du mouvement du corps vers la droite, qui est détruit et n'est plus l'origine d'aucun mouvement de réaction : tout comme le nystagmus spontané à gauche indique la prédominance du noyau vestibulaire gauche sur le noyau vestibulaire droit, dont les canaux semi-circulaires sont paralysés et sont incapables de réagir par des secousses de nystagmus provoqué.

b) Examen du mouvement de réaction au niveau des extrémités. 1º On constate *la présence de mouvement spontané de réaction* au niveau des extrémités (troubles d'ordre irritatif). Par exemple on constate que l'index gauche, dans l'une des trois épreuves du membre supérieur, dévie spontanément en dedans ou en dehors, sans qu'il soit nécessaire en même temps d'exciter les canaux semi-circulaires. On en conclut qu'il y a une lésion irritative du centre de l'hémisphère cérébelleux gauche, qui correspond au mouvement spontané décrit par l'index. Théoriquement, on peut également admettre que cette déviation spontanée à gauche est causée par la paralysie du centre de mouvement de l'hémisphère cérébelleux du côté opposé, côté droit, et qu'il résulte alors de la prédominance d'action du centre gauche, qui est sain.

Pour faire apparaître cette déviation spontanée du membre supérieur, j'emploie la manœuvre suivante : je fais étendre les deux bras du malade horizontalement et directement devant lui ; les deux index sont allongés comme pour faire « les cornes », et ils sont éloignés l'un de l'autre de toute la largeur du corps. Je place le bord radial de mes deux mains sous les deux poignets du malade, de façon à soutenir ses deux membres supérieurs et à supprimer, autant que possible, tout effort de contraction volontaire de sa part. Pendant ce temps, le patient garde les yeux fermés. Alors je constate, ainsi que j'ai eu l'occasion de le faire dans trois cas, que l'un des bras est entraîné dans un mouvement lent de déviation qui le rapproche de la ligne médiane, pendant que l'autre conserve sa situation. Remarquons bien que cette déviation ne porte que sur un seul bras et non sur les deux, ce qui distingue cette déviation de celle que l'on peut observer dans les troubles semi-circulaires, et qui porte toujours, à titre égal, sur les deux membres supérieurs. Cette déviation m'a paru s'accompagner de déplacement de la tête ; celle-ci ébaucherait un mouvement de rotation suivant la même direction. Ces déplacements se font dans un sens identique à celui de la chute, qui se manifeste quand on fait l'épreuve de Romberg.

2° On constate *l'absence de mouvement provoqué de réaction* au niveau des extrémités (troubles d'ordre paralytique). Supposons une lésion de l'hémisphère cérébelleux gauche, voici ce que nous pourrons alors constater : quand on excite les canaux semi-circulaires, par l'épreuve de rotation, de manière à provoquer du nystagmus vers l'oreille droite, on remarque, en même temps, que les deux bras du malade, quand ils sont étendus horizontalement, ne dévient plus, tous deux, vers la gauche : l'index droit accomplit bien sa déviation, mais l'index gauche reste immobile. Ou bien on constate que, pendant la même épreuve nystagmique, l'index droit en exécutant son mouvement d'aller et retour, du genou droit du malade à l'index de la main du médecin, se trompe, comme il doit le faire, et dévie vers la gauche, tandis que l'index gauche exécute le même mouvement, sans commettre d'erreur. Ou encore que, toujours pendant la même épreuve nystagmique, l'index droit qui répète le mouvement de : pigeon vole ! commet une faute, tandis que l'index gauche exécute toujours ce mouvement d'une manière correcte.

Dans ces trois expériences, malgré la présence d'un nystagmus provoqué dirigé vers le côté droit, le bras, l'avant-bras, ou l'index de la main gauche ne dévient pas vers la gauche, comme ils le font chez des individus normaux. Par contre le bras, l'avant-bras et l'index droits commettent l'erreur habituelle. On en conclut qu'il y a absence de mouvements de réaction du côté gauche : les centres cérébelleux des mouvements à gauche pour l'épaule, le coude et le poignet gauches ont leur fonctionnement annihilé. Cette absence de mouvement de réaction indique la paralysie du centre cérébelleux correspondant, comme l'absence de réaction nystagmique révèle la paralysie des canaux semi-circulaires.

c) *Troubles cérébelleux par action à distance.* Les troubles cérébelleux ne sont pas toujours sous la dépendance de lésions primitives du cervelet. Ils peuvent aussi s'observer par action à distance des tumeurs cérébrales sur cet organe.

Barany suppose en effet que l'écorce cérébelleuse est très sensible aux altérations, même les plus légères. Lorsque ces troubles cérébelleux sont dus à une cause qui agit à distance, ils disparaissent ou ils se modifient souvent. Quand ils persistent et surtout quand ils augmentent, on peut admettre que ce sont bien des symptômes de lésion en foyer de l'écorce cérébelleuse.

Ces restrictions, faites par Barany, ne doivent pas être oubliées, car il est possible qu'il y ait coexistence d'une suppuration chronique de l'oreille avec une tumeur endocranienne. Alors la présence de ces symptômes cérébelleux peut faire conclure, trop vite et à tort, à un abcès du cervelet, tandis qu'il ne s'agit que d'une action à distance sur cet organe, d'une tumeur située autre part.

IV. Faits cliniques. — Ces hypothèses sont étayées sur des observations cliniques et sur quelques examens anatomo-pathologiques qui appartiennent tous à Barany, car il n'a pas encore été publié de résultats confirmatifs détaillés, par d'autres observateurs.

α) La dissociation de l'action du vermis et de celle des hémisphères a été observée par Barany dans trois cas de tumeur du vermis, vérifiés à l'autopsie ou sur la table d'opération.

β) Les altérations spontanées des mouvements de réaction des extrémités sont liées à des troubles de l'hémisphère cérébelleux du même côté. Barany a observé qu'en général la déviation spontanée de l'index se fait en dehors. Dans un cas elle avait lieu en dedans; dans un autre, vers le haut.

γ) L'absence de mouvements de réaction provoqués au niveau des extrémités supérieures se remarque surtout quand on cherche à produire la déviation provoquée de l'index en dedans, ce qui correspond à la déviation spontanée de l'index en dehors, qui est le plus souvent observée. Barany a constaté cette absence de réaction dans des cas d'abcès du cervelet (huit cas), de tumeur de l'acoustique et de traumatisme du crâne. Orzechowski l'a observée dans un cas de kyste de l'hémisphère cérébelleux. T. Hald cite deux cas d'affection cérébelleuse, confirmatifs des hypothèses de Barany.

V. Observations personnelles. — J'ai eu l'occasion de rechercher, dans trois cas de complication de la fosse cérébelleuse, les symptômes décrits par Barany. Dans l'un, il y avait une déviation spontanée de l'index gauche vers la ligne médiane du corps, et il s'agissait d'un abcès du cervelet qui siégeait dans l'hémisphère cérébelleux gauche.

Le second est plus difficile à interpréter. Sa discussion va nous servir de démonstration des épreuves précédentes. Le voici :

Syndrome cérébelleux par accumulation rétro-labyrinthique de liquide céphalo-rachidien (reliquat d'une méningite séreuse?), à la suite d'une otite moyenne suppurée chronique droite.

Il s'agit d'une femme âgée de vingt-cinq ans, qui a des accès de vertige, remontant à plusieurs mois, survenus au cours d'une otorrhée chronique droite, dont le labyrinthe est intact. D'après l'examen de cette malade, fait dans le service du professeur Marie, les troubles de l'équilibre et des mouvements sont probablement d'ordre cérébelleux. Le liquide céphalo-rachidien est très hypertendu et contient beaucoup d'albumine, sans qu'il y ait augmentation des éléments figurés. L'évidement pétro-mastoïdien simple permet l'évacuation de masses cholestéatomateuses infectées et conduit sur la dure-mère cérébelleuse. Cette dure-mère est mise à nu : elle est saine. Après l'opération, les troubles de l'équilibre diminuent et s'apaisent. Pendant quatre semaines les suites opératoires sont normales. La cavité d'évidement guérit très rapidement, sans suppuration ni aucun point suspect d'ostéite.

Puis, peu à peu, les troubles de l'équilibre réapparaissent

et vont en progressant. Bientôt la malade marche en titubant, de flanc, et doit rester couchée. En l'examinant de nouveau, je constate que le labyrinthe est toujours intact. La malade tend à tomber en arrière et à droite, mais la direction de la chute n'est pas modifiable par la position de la tête : cette chute spontanée est d'ordre cérébelleux. Il y a un très léger nystagmus spontané, à forme rotatoire et dirigé du côté droit, vers l'oreille malade et du même côté que la chute, ce qui est anormal et ne s'observe que dans les affections endocraniennes. En faisant une épreuve à l'eau froide dans la cavité de l'évidement, j'obtiens un nystagmus provoqué dirigé vers l'oreille gauche et qui a tous les caractères d'un réflexe calorique normal. Quand je fais tourner la tête de la malade, de 90 degrés, à droite ou à gauche, j'observe que la direction de la chute subit les mêmes variations et se fait toujours en sens opposé au nystagmus provoqué : ce résultat est opposé à l'examen précédent, où la chute spontanée avait toujours lieu en arrière et à droite, quelle que soit la position de la tête sur le corps; la chute provoquée obéit donc aux lois normales, ce qui prouve que les centres cérébelleux ne sont pas détruits, et les troubles spontanés de l'équilibre sont probablement dus à une irritation simple de l'écorce cérébelleuse.

Pendant la même épreuve à l'eau froide, les membres supérieurs étant étendus, le bras droit reste immobile, ce qui est pathologique, tandis que le bras gauche dévie vers la droite, comme chez un sujet sain. Pendant le nystagmus gauche, provoqué par l'épreuve de rotation, les deux bras dévient vers la gauche. Il y a donc absence de mouvement provoqué de réaction au niveau du bras droit, pour les mouvements en dehors vers la droite, et non pour les mouvements en dehors, vers la gauche.

L'épreuve de rotation provoque du côté droit un nystagmus post-rotatoire qui dure 50''; à gauche, quoique le labyrinthe soit sain, la même épreuve donne un nystagmus qui ne persiste que 12''-15'': il y a très forte exagération de la réaction post-rotatoire du côté droit.

Le labyrinthe acoustique est intact et ne présente pas la moindre altération: limite supérieure des sons normale, pas de bourdonnements. Le liquide de la ponction lombaire n'est pas altéré, mais il s'écoule sous une très forte tension. Peu de fièvre (37°8-38°2). Pouls en rapport avec la température. Pas de vomissements. Un peu d'incertitude dans des mouvements rapides du poignet du côté droit. Exagération très nette des réflexes de ce côté. Peu de maux de tête et sans grande localisation, plutôt sur le sommet de la tête. La malade est surtout gênée par une très forte sensation vertigineuse qui l'oblige à rester couchée : elle est dans une situation d'instabilité complète, plutôt qu'elle ne se sent entraînée dans un mouvement à direction fixe et bien déterminée.

J'interprète ce cas de la façon suivante : le labyrinthe droit est normal, ce qui est prouvé par l'étude de la réaction calorique, qui est positive, et par l'absence des signes acoumétriques propres aux lésions de l'oreille interne. Les troubles de l'équilibre que la malade présente sont d'ordre cérébelleux, car s'ils étaient d'ordre labyrinthique, ils devraient se produire en direction opposée à celle du nystagmus spontané. En outre, leur direction reste constante, malgré les changements de position de la tête, nouveau caractère cérébelleux.

La cause de ce trouble cérébelleux siège dans la moitié droite de la fosse cérébelleuse; le réflexe de rotation est fortement augmenté de ce côté, ce qui est en rapport avec une lésion endocranienne droite, comme j'ai eu l'occasion de le démontrer. La lésion irrite simplement le vermis, centre des mouvements de réaction du corps : cette irritation se traduit par une chute spontanée en arrière, non modifiable par la position de la tête; mais il ne s'agit que d'une irritation de voisinage, car la recherche de mouvements provoqués de réaction au niveau du corps donne un résultat normal. Par contre, la lésion porte plus profondément sur l'écorce de l'hémisphère cérébelleux droit, siège des centres de mouvement de réaction des extrémités, et dont le fonctionnement est altéré : en effet, l'épreuve de rotation et l'épreuve calorique n'ont pas pu provoquer de déviation du bras droit vers la droite, en dehors du plan médian du corps, tandis que le bras gauche réagissait normalement; il y avait, pour le bras droit, absence de mouvement de réaction provoqué, vers la droite, cette absence était surtout flagrante à l'épreuve calorique. Il était difficile de préciser la nature de cette lésion : beaucoup de symptômes manquaient pour affirmer un abcès du cervelet (absence de céphalée occipitale, de nystagmus spontané, de paralysie oculaire, de troubles du pouls, d'amaigrissement, ancienneté des troubles qui remontent à plusieurs mois). Cependant ces troubles suivaient, depuis quinze jours, une marche progressive et la ponction lombaire ne les améliora pas. Ce caractère me fit pencher vers l'hypothèse d'une lésion localisée dans la fosse cérébelleuse, que je décidai d'explorer.

La dure-mère est largement mise à nu, en avant et en dedans du sinus et la dénudation est poussée très loin, jusqu'à la face postérieure du labyrinthe. Elle est très fortement tendue. Une simple ponction, à la pointe du bistouri, pratiquée près de la boucle du canal vertical postérieur, fait sourdre subitement un flot de liquide céphalo-rachidien, deux à trois cuillerées à soupe. La ponction du cervelet est négative. Quand l'écoulement du liquide diminue, on constate, par l'incision de la dure-mère qui reste béante, que la surface extérieure du cervelet paraît aplatie, qu'elle ne vient pas s'appliquer contre l'incision dure-mérienne, et qu'il y a un espace vide, très notable, entre elle et la face postérieure du rocher. Cet espace devait répondre à une accumulation locale et ancienne de liquide céphalo-rachidien. En adoptant l'interprétation proposée par Barany, les troubles cérébelleux observés étaient donc dus à la simple compression par ce liquide de l'écorce cérébelleuse. Elle portait peu sur le vermis, simplement irrité, et elle agissait surtout sur l'hémisphère cérébelleux droit.

Barany a décrit récemment (Congrès allemand d'Otologie, 1912) un syndrome qu'il croit provoqué par une semblable accumulation de liquide céphalo-rachidien au niveau de l'angle ponto-cérébelleux droit. Il serait caractérisé par : α) une otite aiguë guérie depuis longtemps; β) des troubles de l'oreille interne, représentés par des bourdonnements, un recul notable de la limite supérieure des sons et une diminution de l'excitabilité calorique; γ) des troubles cérébelleux qui causent une altération de l'équilibre ainsi que des mouvements de réaction; de la céphalée occipitale; δ) une évolution irrégulière, par alternatives de bien-être et de malaise; ainsi que par l'amélioration de tous ces symptômes à la suite de la ponction lombaire.

Les troubles que j'ai observés chez ma malade paraissent bien avoir été causés par une accumulation de liquide céphalo-rachidien au niveau de l'angle ponto-cérébelleux. Mais il n'y avait que des troubles cérébelleux, et le tableau clinique était différent du syndrome décrit par Barany : l'oreille interne était intacte; il n'y avait pas de céphalée; l'origine de ces troubles était ancienne (quatre à six mois) et leur marche progressive n'était pas influencée par la ponction lombaire. Je crois qu'il s'agit dans ce cas d'un reliquat de méningite séreuse; la présence d'une fièvre légère paraît être en faveur de cette opinion; il en est de même de la présence très marquée d'albumine dans le liquide céphalo-rachidien.

Pendant les cinq jours qui suivirent l'opération, la malade n'eut aucun trouble vertigineux.

Le cinquième jour apparurent des signes de méningite purulente diffuse. Les méninges s'étaient secondairement infectées par l'incision dure-mérienne, restée béante. Pendant dix jours se déroula le tableau d'une méningite aiguë purulente diffuse à streptocoques. Au début de cette troisième période, je fis une nouvelle intervention, pour ponctionner le cervelet et le cerveau; je ne trouvai aucun abcès.

Malgré l'intensité de la méningite et son origine streptococcique, la malade guérit et les symptômes cérébelleux ont complètement disparu (vérification faite deux mois après l'opération).

Syndrome de la fosse cérébelleuse au cours d'une otorrhée gauche avec pachyméningite ancienne. — Voici un autre exemple des troubles cérébelleux, que j'ai observés à la suite d'une suppuration auriculaire chronique :

Jeune fille, âgée de dix-huit ans. Otorrhée double datant de l'enfance. L'oreille droite vient d'être évidée, et la cicatrisation suit une marche normale. L'oreille gauche suppure abondamment. Depuis huit jours la malade présente les troubles suivants : elle accuse une forte sensation vertigineuse qu'elle ne peut définir. Elle présente des troubles de l'équilibre accentués, qui l'obligent à rester couchée. Elle a des nausées et des vomissements, ainsi qu'une douleur spontanée de la moitié postérieure gauche de l'occipitale; la mastoïde gauche est également sensible, mais non tuméfiée. L'audition est très diminuée à gauche et cette diminution paraît dépendre d'un trouble labyrinthique, car la perception du diapason *la*³ est fortement diminuée. Il y a aussi une diminution marquée du réflexe calorique du vestibule gauche, avec quelques petites secousses de nystagmus spontané, de forme rotatoire, et dirigé vers l'oreille gauche. L'épreuve de Romberg provoque de suite une chute qui se fait à droite et en arrière; en faisant tourner la tête sur le corps, on modifie un peu la direction de la chute, qui se fait alors franchement en arrière; mais il est impossible de la faire survenir en avant ou vers l'épaule gauche. En faisant étendre les deux bras horizontalement, suivant la manœuvre que j'ai décrite, on constate, d'une façon très évidente, que le bras gauche dévie spontanément et se porte vers la droite, tandis que le bras droit reste immobile. Ce trouble est bien unilatéral et ne porte que sur l'un des deux bras. En même temps, la tête est entraînée spontanément dans ce léger mouvement de rotation vers la droite.

Après avoir provoqué, par l'épreuve calorique, du nystagmus dirigé vers l'épaule droite, je remarque, en répétant l'épreuve précédente, que le bras droit se dévie vers la gauche, tandis que le bras gauche reste maintenant immobile. Le liquide de la ponction lombaire est clair, un peu hypertendu, ne renferme pas d'albumine et présente dix lymphocytes par champ de microscope. Réflexes rotuliens très exagérés des deux côtés. Un peu d'hébétude. Pas de stase papillaire.

Évidement du rocher gauche : masse cholestéatomateuse infectée; mise à nu de la dure-mère de la fosse cérébelleuse, depuis le bord postérieur de la mastoïde jusqu'au canal semi-circulaire postérieur; la dure-mère est grisâtre, dépolie, irrégulière et présente tous les signes d'une pachyméningite ancienne; elle est incisée au bistouri; elle est notablement épaissie et adhérente au cervelet; pas d'écoulement de liquide céphalo-rachidien; ponction blanche du cervelet. Amélioration rapide des troubles cérébelleux. Cette malade est encore en cours de traitement.

F) Conclusions. — *Les méthodes nouvelles d'exploration cérébelleuse reposent sur des hypothèses qui n'ont pas encore de contrôle anatomo-pathologique suffisant.*

Leur recherche est difficile, même chez les sujets normaux.

Elles mettent en lumière des troubles fonctionnels du cervelet, mais non une lésion de cet organe : la cause productrice de ces troubles peut être lointaine et agir à distance.

§ II

ANATOMIE PATHOLOGIQUE DES LABYRINTHITES COMPLIQUÉES.

A) Difficultés de reconnaitre la voie de l'infection, qui va de l'oreille à l'endocrâne.

Trois causes expliquent les erreurs que l'on commet :

a) Il y a parfois plusieurs régions du rocher qui sont susceptibles de transmettre l'infection aux méninges : une fistule des canaux semi-circulaires coexiste avec un abcès du cerveau dont la voie d'infection est en réalité une carie du tegmen.

b) En présence d'une méningite et d'une labyrinthite,

il est quelquefois impossible de savoir quel a été le premier facteur en cause : la méningite a pu envahir le méat auditif interne et pénétrer secondairement dans le labyrinthe ; ou bien elle a été la cause de l'ostéite de la capsule labyrinthique et a créé ainsi une fistule d'un canal.

c) La capsule labyrinthique est entourée par des cellules, prolongements des cellules mastoïdiennes : ce sont les cellules périlabyrinthiques. La mastoïdite aiguë se complique parfois d'empyème de ces cellules périlabyrinthiques. Cet empyème, en cherchant une voie d'évacuation vers la périphérie du rocher, provoque une complication méningée, et si, en même temps, il se propage vers le centre du rocher, il s'ouvre alors dans les cavités du labyrinthe et il cause une labyrinthite. Cette labyrinthite est secondaire et sans relation directe avec l'infection méningée. Mouret a insisté sur ce point et il regarde le fait comme fréquent. Mais les labyrinthites qui se compliquent d'infection endocranienne s'observent plus souvent à la suite d'otorrhée chronique : dans ce cas la mastoïde est éburnée, il n'y a plus de cellules mastoïdiennes, et notamment les cellules périlabyrinthiques décrites par Mouret et Girard n'existent plus. Il est alors impossible d'invoquer l'infection simultanée du labyrinthe et celle des méninges.

Ces réserves faites, suivons les différentes voies que l'infection peut prendre, en partant du labyrinthe, pour gagner les méninges.

B) Voies d'infection du labyrinthe a l'endocrane. — Ce sont : *a*) les voies préformées, conduit auditif interne, aqueduc du limaçon, aqueduc du vestibule ; *b*) les voies artificielles, qui correspondent aux points faibles de la capsule labyrinthique, là où un canal affleure la surface extérieure du rocher, boucle du canal vertical postérieur et du canal vertical supérieur ; *c*) les foyers de nécrose et de séquestre d'un bloc du rocher.

a) Voies préformées : α) Le conduit auditif interne. C'est la voie le plus souvent suivie par l'infection pour gagner les méninges. Lange, sur 15 autopsies, trouve 8 fois un abcès dans le conduit auditif interne. Les altérations que présente alors le conduit auditif ont été bien décrites par Politzer. Le conduit est rempli de pus ; le tronc de la VIIIe paire et le nerf facial sont infiltrés de cellules rondes, de vaisseaux néoformés et de tissu de granulation. Dans le fond du méat auditif, il y a un abcès qui, ainsi que l'a montré Politzer, est séparé des parties saines du tronc nerveux par une ligne de démarcation. Peut-être cette ligne de démarcation indique-t-elle qu'il y a un temps d'arrêt entre le développement de cet abcès du conduit auditif et l'extension de l'infection aux méninges, remarque qui est favorable à une intervention chirurgicale sur le conduit auditif interne, dans les méningites d'origine labyrinthique.

Dans ces cas où il existe du pus dans le conduit auditif interne, le rôle primitif ou secondaire de la labyrinthite, vis-à-vis de la méningite, est parfois discutable (cas de Görke, Heine...). Quand l'infection méningée est primitive et a envahi d'abord le méat auditif, le tronc du nerf auditif baigne bien dans le pus, mais il ne serait pas envahi, ni détruit par la suppuration. Un examen histologique est donc nécessaire pour confirmer le diagnostic étiologique (Görke).

β) *L'aqueduc du limaçon.* Pour Friedrich, cet aqueduc serait, après le conduit auditif, la voie la plus fréquemment suivie par l'infection. En effet, les lésions de la labyrinthite prédominent fréquemment sur la base du limaçon. L'aqueduc du limaçon conduit l'infection à la face postérieure du rocher. Friedrich a examiné histologiquement deux cas où l'aqueduc de la cochlée était rempli de pus.

γ) *L'aqueduc du vestibule* et le sac endolymphatique, situé sur la face postéro-supérieure du rocher, sont une voie de propagation dont la fréquence est très discutée.

Boesch l'estime à un tiers des cas. Hinsberg, par contre, l'évalue à 2,3 0/0.

L'empyème du sac endolymphatique n'est peut-être, le plus souvent, qu'un simple abcès extra-dural, développé à la face postéro-supérieure du rocher, à la suite de lésions osseuses d'origine labyrinthique, ou même simplement mastoïdiennes. D'après Wagener, la question est tout à fait obscure, la plupart des cas sont faux ou insuffisamment observés. Un examen histologique est nécessaire pour éviter toute confusion entre une collection purulente extra-durale simple et un empyème vrai du sac endolymphatique. Politzer a cependant décrit un cas, où la propagation du pus, à partir du labyrinthe jusqu'au sac endolymphatique, par l'aqueduc du vestibule, a été prouvée microscopiquement. Siebenmann, Friedrich ont publié des résultats identiques.

L'empyème du sac endolymphatique serait souvent l'origine de l'abcès du cervelet. Boesch admet que, sur 60 cas d'abcès du cervelet, l'abcès du sac endolymphatique est en cause 22 fois (33,84 0/0). D'après Neumann, 13 fois l'aqueduc du vestibule et le sac endolymphatique pouvaient être incriminés sur 69 cas d'abcès du cervelet.

b) Voies artificielles. Une fistule du canal vertical antérieur, au niveau du sommet de sa boucle, a été quelquefois l'origine d'un abcès du cerveau. Dans un cas de Görke une fistule de la moitié inférieure du canal vertical postérieur avait provoqué une méningite.

c) Ostéite ou nécrose de la capsule labyrinthique: au contact de l'inflammation des parties molles du labyrinthe, il se développe de l'ostéite de la capsule. Lorsque cette ostéite se produit au niveau du cul-de-sac vestibulaire, elle peut s'étendre jusqu'à la surface extérieure du rocher, atteindre la dure-mère et causer de la pachyméningite. Beaucoup de cas envisagés comme des empyèmes du sac endolymphatique, ne seraient peut-être que de simples abcès extraduraux, consécutifs à un foyer d'ostéite rétro-vestibulaire.

C) Les complications endocraniennes des labyrinthites. — Toutes les complications endocraniennes que l'on observe à la suite des suppurations chroniques de l'oreille, se rencontrent également à la suite des labyrinthites : abcès extra-dural, méningite localisée, méningite diffuse, abcès du cervelet, phlébite du sinus latéral.

Deux points particuliers méritent l'attention :

a) La forme anatomique de la complication endocranienne dépend, dans une certaine mesure, de la voie suivie par l'infection pour gagner les méninges.

α) Quand l'infection se propage par le conduit auditif interne ou l'aqueduc du limaçon, elle donne plus facilement naissance à une méningite aiguë diffuse. Les nerfs situés dans le méat auditif sont en effet entourés par un manchon arachnoïdien ; de même, l'aqueduc du limaçon est en relation avec les espaces sous-arachnoïdiens. Ces deux voies de transmission aboutissent donc directement aux méninges molles, ce qui explique le développement rapide de la leptoméningite diffuse. Cependant l'envahissement des méninges par le conduit auditif interne n'est pas toujours subit et diffus : il y a, assez souvent, un stade de méningite enkystée, comme en témoignent les abcès du conduit auditif interne décrits par Lange et par Politzer.

β) Lorsque l'infection suit l'aqueduc du vestibule, ou un canal semi-circulaire, ou bien encore lorsqu'elle se développe de proche en proche par propagation d'un foyer d'ostéite, elle atteint d'abord la dure-mère : au premier stade, il y a pachyméningite externe et abcès sous-dural ; puis il se forme un abcès sus-dural, qui n'est qu'une méningite enkystée ; enfin une collection purulente se constitue dans le cervelet. Ce second mode d'infection est plus favorable à l'intervention chirurgicale ; il donne naissance à des suppurations enkystées, méningites périotiques, qui siègent toutes en arrière de la face postéro-supérieure du rocher et sont facilement abordables.

D) L'ABCÈS RÉTRO-LABYRINTHIQUE. — Parmi ces collections enkystées rétro-pétreuses, il en est une qui siège en arrière du cul-de-sac du vestibule et qui est souvent la première manifestation endocranienne de la labyrinthite.

Cet abcès passe souvent inaperçu et on ne lui accorde pas assez d'importance. Certes, sa pathogénie est sujette à discussion. Ainsi que nous venons de le voir, certains histologistes en font un empyème vrai du sac endolymphatique, d'autres l'attribuent à la simple propagation de l'ostéite du cul-de-sac du vestibule. Peu nous importent ces discussions : retenons qu'il existe assez souvent, à la face postérieure du rocher, au niveau de la région rétro-vestibulaire, un abcès sous-dural, et pour ne rien préjuger sur sa pathogénie, appelons-le : *abcès rétro-labyrinthique*. J'en ai observé trois exemples. (Mémoire de Vautrain, prix Fillioux, 1912.)

Cet abcès est de tout petit volume (grosse lentille environ) ; il est rempli d'un pus très épais, crémeux, d'apparence jaune verdâtre. Il est situé entre le rocher et la dure-mère. Cette membrane, à son niveau, est bourgeonnante et fongueuse; son aspect contraste nettement avec celui de la dure-mère rétro-mastoïdienne, qui est restée saine. La face postérieure du rocher présente, à la hauteur de l'abcès, des lésions d'ostéite qui conduisent vers le cul-de-sac du vestibule.

Peut-être cet abcès siège-t-il entre les deux feuillets de la dure-mère, surtout lorsqu'il n'est qu'un empyème du sac endolymphatique. Alors il les dédouble et il forme ainsi un abcès interdural dont le volume devient supérieur à un pois.

L'abcès rétro-labyrinthique est parfois la seule collection suppurée endocranienne, d'origine labyrinthique. Il s'accompagne de réaction méningée diffuse, dont l'évolution est assez lente pour permettre d'intervenir dans de bonnes conditions. Dans d'autres cas il est associé avec l'abcès du cervelet, dont il est le point de départ.

La connaissance de cet abcès rétro-labyrinthique est importante. Je l'ai rencontré dans les deux derniers cas de méningite labyrinthique que je viens d'opérer avec succès.

Quand on est en présence d'accidents méningés à marche lente et qui dépendent d'une labyrinthite en évolution, il faut toujours mettre à nu la région rétro-vestibulaire, et souvent on y trouvera un abcès, qui représente l'étape intermédiaire entre l'ostéite du rocher et la méningite diffuse.

§ III

INDICATIONS OPÉRATOIRES DANS LES LABYRINTHITES COMPLIQUÉES.

La nécessité d'une intervention chirurgicale s'impose, quand on est en présence d'une labyrinthite compliquée. En principe, elle doit porter : 1° sur le foyer de l'oreille moyenne; 2° sur la labyrinthite; 3° sur la fosse cérébrale postérieure.

1° *Intervention sur le foyer de l'oreille moyenne.* C'est la seule qui soit reconnue nécessaire par tous les otologistes. On peut la limiter à la paracentèse du tympan, la trépanation de la mastoïde ou bien à l'évidement pétro-mastoïdien, suivant le degré et l'étendue des lésions.

La paracentèse a parfois suffi pour amener la rétrocession d'accidents méningés manifestes. Dans le cas de Paul Laurens, — otite aiguë avec labyrinthite et méningite aiguë guérie, — l'intervention chirurgicale a été bornée à l'ouverture du tympan. La trépanation du labyrinthe, dans les panotites aiguës avec réaction méningée, semble en effet inutile et même dangereuse : l'infection est trop diffuse pour laisser prise à une intervention chirurgicale.

L'évidement pétro-mastoïdien simple a suffi parfois pour enrayer des méningites survenues au cours d'une otorrhée chronique. Tels sont les cas de méningite rapportés par

Lermoyez et Bellin; dans l'un d'eux, tout au moins, la méningite avait succédé à une labyrinthite, ainsi que j'ai pu le contrôler rétrospectivement.

En réalité, la radicale simple échoue souvent contre la méningite des otorrhées chroniques avec labyrinthite. Il y a trop fréquemment des foyers d'ostéite et de suppuration dans le vestibule, à la base du limaçon, ainsi qu'au niveau de la face postérieure du rocher, pour qu'un évidement simple puisse supprimer tous les foyers capables d'infecter les méninges. Aussi les stades opératoires suivants sont-ils nécessaires.

2° *Intervention sur le labyrinthe*. Elle est obligatoire dans la méningite des labyrinthites au cours des otorrhées chroniques. Elle assure le drainage :

a) Du vestibule et de la base du limaçon, qui sont en rapport direct avec le conduit auditif interne, chemin le plus fréquemment suivi par l'infection pour gagner les méninges;

b) De la région de la surface postérieure du rocher, qui correspond à la face postérieure du vestibule, et qui présente souvent un abcès extra-dural, l'abcès rétro-labyrinthique, d'où part l'infection pour gagner les méninges. On ne peut le mettre à nu et l'évacuer qu'en réséquant la partie postérieure du vestibule.

3° *Intervention sur la fosse cérébrale postérieure*. La méningite labyrinthique, quand elle succède à une otorrhée chronique, est susceptible de guérir par un traitement chirurgical, car, au début, elle est souvent localisée. La trépanation du labyrinthe doit alors être complétée par :

a) *L'exploration de la dure-mère cérébelleuse*, depuis le sinus sigmoïde jusque vers le trou auditif interne. S'il y a des symptômes de méningite manifeste, la dure-mère sera largement incisée. La ponction du cervelet termine l'intervention, s'il y a des signes qui fassent penser à une localisation cérébelleuse.

b) Exploration du conduit auditif interne. Lorsque la méningite est diffuse et à marche rapide, et que l'exploration rétro-vestibulaire a été négative, on peut essayer d'ouvrir le conduit auditif interne, dans sa partie qui avoisine le vestibule, dans l'espoir d'y découvrir l'abcès du méat auditif, décrit par Politzer. Mais les difficultés de cette intervention sont presque insurmontables.

En résumé : *dans les labyrinthites compliquées, survenues au cours d'otites ou de mastoïdites aiguës, on peut limiter l'intervention à la paracentèse ou à la trépanation de l'antre. Dans celles qui succèdent aux otorrhées chroniques, il est tout à fait exceptionnel que l'évidement simple suffise à enrayer les accidents; il est nécessaire de trépaner le labyrinthe et de compléter l'intervention par l'exploration de la dure-mère rétro-vestibulaire et par celle du conduit auditif interne.*

§ IV

LES INDICATIONS DE LA TRÉPANATION DU LABYRINTHE DANS LA LITTÉRATURE OTOLOGIQUE.

L'accord n'est pas fait sur les indications de la trépanation du labyrinthe, au cours des suppurations du labyrinthe.

Les otologistes ont émis à ce sujet les opinions les plus diverses et l'on peut les classer en trois groupes :

a) Les abstentionnistes, qui refusent toute utilité à la trépanation du labyrinthe;

b) Les opportunistes, qui lui reconnaissent des indications restreintes, mais précises;

c) Les interventionnistes d'urgence, pour qui la labyrinthite est un danger vital manifeste, qui appelle une opération immédiate.

A) Les abstentionnistes. — *a*) Görke (*Archiv für Ohrenheilk.*, 1909), en se basant sur les enseignements de la clinique et surtout sur les données de l'anatomie pathologique, ne reconnaît pas d'utilité à la trépanation du labyrinthe. Il tient la guérison des labyrinthites pour très fréquente, même dans ses formes les plus graves. Il cite une observation personnelle de labyrinthite aiguë où l'on croyait à la nécessité d'une opération immédiate; survint une complication d'ordre général qui fit suspendre l'intervention et le malade mourut; l'examen histologique montra la guérison spontanée de cette labyrinthite aiguë que l'on avait voulu trépaner d'urgence. Görke pense même que la trépanation du labyrinthe est dangereuse; il lui impute une méningite post-opératoire. Il la considère comme étant incapable de drainer le labyrinthe, si cela était vraiment nécessaire. Aussi a-t-il abandonné cette opération. Cependant, depuis cette époque il n'a vu aucun cas où un examen anatomique précis l'ait obligé à dire: ici, l'absence d'ouverture du labyrinthe a été la cause de la méningite.

b) Brieger (Discussion du rapport d'Hinsberg, 1906) insiste également sur la très grande tendance des labyrinthites à la guérison spontanée.

c) Scheibe (Discussion du rapport d'Hinsberg, 1906) n'opère pas les cas de labyrinthite qui datent de plus d'un mois, car ils régressent et ne sont pas dangereux. Il pense que les cas de nécrose du labyrinthe sont favorables, et il rappelle les 12 cas réunis par Bezold, avec une seule mort. Il n'opère jamais s'il s'agit de tuberculose du rocher. Il avoue cependant qu'il est difficile de savoir quelle est la meilleure conduite à tenir en face d'un cas de labyrinthite récente.

B) Les opportunistes. — *a*) Alexander (*Société autrichienne d'otologie*, 1910-1912) trouve qu'il est exagéré d'intervenir sur le labyrinthe, en se basant uniquement sur la surdité et sur l'inexcitabilité des canaux semi-circulaires, sans tenir compte des manifestations cliniques.

Les suppurations labyrinthiques circonscrites et les diffuses guérissent spontanément, dans beaucoup de cas. Elles doivent être traitées médicalement.

Les suppurations labyrinthiques compliquées relèvent au contraire du traitement chirurgical. Alexander appelle labyrinthites compliquées celles qui s'accompagnent de lésions locales, séquestres, fistules, paralysie faciale, aussi bien que celles qui ont provoqué des troubles endocraniens, révélés par la céphalée occipitale, la ponction lombaire, l'examen de la papille, la température, les paralysies des nerfs craniens.

Dans ces cas, il ne faut pas commencer par faire une radicale, puis attendre l'évolution des symptômes pour pratiquer, dans un second temps, la trépanation du labyrinthe. Il est nécessaire de réséquer tout de suite le labyrinthe, jusqu'à ce que toutes les parties osseuses malades soient enlevées, et l'on doit assurer un large drainage des cavités labyrinthiques. L'intervention est complétée par la mise à nu des fosses cérébrales, moyenne et postérieure.

b) Schmiegelow (*Rapport au Congrès de Budapest*, 1909) admet également qu'un grand nombre des suppurations du labyrinthe guérissent. Mais il croit que cette terminaison heureuse ne s'observe qu'après l'ouverture de l'oreille moyenne et la suppression de la cause locale primaire. Sur 32 cas de labyrinthite diffuse purulente, 21 fois il a limité le traitement à l'évidement pétro-mastoïdien simple.

Il est cependant partisan de la trépanation du labyrinthe contre les labyrinthites qui surviennent au cours des suppurations aiguës de l'oreille moyenne, car les cas qu'il a eu l'occasion d'observer étaient toujours des cas graves avec leptoméningite rapidement mortelle.

Dans les suppurations chroniques du labyrinthe, il pratique la trépanation de cet organe, quand il y a des signes de complications endocraniennes, lorsqu'il trouve une fistule labyrinthique par où sourd du pus, dans les labyrinthites traumatiques post-opératoires, dans les destructions complètes du labyrinthe.

c) Uffenorde (*Archiv für Ohrenheilk.*, 1907) fait toujours la trépanation du labyrinthe lorsqu'il y a une complication intra-cranienne, méningite séreuse, abcès de la face postérieure de la pyramide, abcès du cervelet. Il la pratique également quand il y a cholestéatome ou tuberculose du rocher. Il la considère comme discutable, quand la labyrinthite est survenue à la suite d'une suppuration chronique locale. Uffenorde se base, dans ces cas, sur l'état de l'appareil acoustique et sur les altérations que l'on peut constater au niveau de la paroi interne de la caisse : si les restes d'audition sont très minimes et si les lésions osseuses sont manifestes, notamment quand une fistule laisse sourdre du pus, alors il est indiqué d'ouvrir le labyrinthe. S'il y a des restes notables d'audition et que les lésions osseuses se réduisent à une fistule simple, ou comblée par des granulations, il suffit de faire un évidement, en ayant soin de ménager la paroi labyrinthique.

C) Les interventionnistes d'urgence. — a) Hinsberg, dans son *Rapport au Congrès allemand de 1906*, insiste sur la nécessité d'une opération sur le labyrinthe : une partie des cas non opérés meurent. La simple radicale ne suffit pas; les observations personnelles de Hinsberg et celles qu'il a recueillies dans la littérature médicale montrent qu'on obtient une diminution de la mortalité en ouvrant l'oreille interne.

Dans les labyrinthites circonscrites, l'opération n'est pas nécessaire. Il suffit de surveiller le malade. On opérera à la moindre menace de diffusion de l'infection.

Dans les labyrinthites diffuses, Hinsberg trépane le labyrinthe dans les cas suivants : α) avant l'opération, si l'on a constaté la surdité labyrinthique et des signes d'excitation ou de déficit vestibulaire; β) en opérant, si l'on trouve une fistule; γ) après la simple radicale, si les signes d'excitation vestibulaire n'ont pas disparu ou bien s'ils viennent de se manifester; δ) au cas de séquestre; ε) quand il y a eu blessure opératoire de l'étrier; ζ) lorsqu'il y a des symptômes de complication intra-cranienne.

b) Barany, dans une revue générale de l'*International Centralblatt für Ohrenheilkunde* (1910), a posé des indications opératoires très précises :

α) Labyrinthites aiguës : on peut temporiser huit jours à partir du début des accidents. Au bout de cette période, si les résultats de l'examen fonctionnel du labyrinthe n'ont pas varié, il faut faire la trépanation du labyrinthe, suivant la méthode de Neumann.

β) Labyrinthites chroniques, dont le début remonte à plusieurs mois : trépanation du labyrinthe, d'après Neumann.

γ) Labyrinthites séreuses, depuis la fistule simple jusqu'à la labyrinthite séreuse diffuse (tout ce groupe est caractérisé par la persistance, plus ou moins affaiblie, de l'excitabilité vestibulaire ou cochléaire) : la trépanation immédiate du labyrinthe n'est pas indiquée, car la méningite n'est pas à craindre. Abstention de toute manœuvre sur la caisse, de cautérisations, curettages, extractions de polypes, d'ablation d'osselets. Il suffit de trépaner la mastoïde dans les cas aigus. La radicale simple est faite dans les cas chroniques. Si l'audition est bonne et que le tympan soit conservé, on peut faire une radicale conservatrice, sans toucher à la membrane tympanique ni à la chaîne des osselets.

La trépanation du labyrinthe est nécessaire quand la labyrinthite séreuse se transforme en labyrinthite diffuse purulente, ce qui est indiqué par la disparition complète de l'excitabilité labyrinthique. Elle est alors pratiquée suivant le procédé de Neumann. Elle est encore opportune quand il persiste des vertiges après l'évidement simple; l'opération de Hinsberg suffit alors amplement.

δ) Labyrinthite traumatique : pas d'intervention si le traumatisme a porté sur le canal horizontal; au contraire, trépanation, suivant Neumann, quand il y a blessure de l'étrier et ouverture de la fenêtre ovale. Le premier cas n'est jamais le point de départ d'une méningite; il en est tout autrement du second.

ε) La trépanation du labyrinthe par le procédé de Neumann doit être faite d'urgence chaque fois qu'il y a un symptôme qui laisse supposer une complication endocranienne, et quelle que soit la forme clinique de la labyrinthite.

c) Ruttin, en s'appuyant sur cent huit cas de labyrinthites (*Étude clinique et thérapeutique sur les labyrinthites séreuses et purulentes*, 1912), résume les indications opératoires dans les trois propositions suivantes :

1° Il faut opérer tout de suite. La question n'est pas : quand doit-on opérer?, mais bien: comment doit-on opérer?

2° Si le labyrinthe répond tout au moins à l'un des procédés d'excitation (audition, épreuve calorique, rotation, signe de la fistule), l'évidement simple suffit. Quand le processus continue à évoluer, nous en sommes avertis par la perte totale de l'excitabilité labyrinthique et nous pouvons alors arrêter la marche de l'infection par la trépanation du labyrinthe.

3° Si le labyrinthe est complètement détruit, nous n'avons plus de signe indicateur de la marche en avant de l'infection, ou plutôt les premiers signes qui nous la révèlent sont des symptômes méningés. Il faut donc faire de suite une intervention complète et trépaner le labyrinthe.

D'après ces prémisses, les indications opératoires, dans chaque forme, sont les suivantes :

α) Dans les labyrinthites circonscrites et les labyrinthites séreuses secondaires (labyrinthites partielles), il suffit de faire d'abord la radicale. S'il survient après l'opération des signes de labyrinthite aiguë totale, que Ruttin appelle labyrinthite diffuse purulente, il faut pratiquer dans un second temps la trépanation du labyrinthe.

β) Dans les labyrinthites diffuses suppurées manifestes (labyrinthite aiguë totale) : l'évidement et la trépanation du labyrinthe sont faits en même temps.

Ruttin est partisan de l'opération d'urgence : temporiser et espérer la formation d'adhérences est une conduite dangereuse, car nous ne voyons pas ce qui se passe dans l'intérieur du labyrinthe. Dans un cas où Ruttin avait fait un évidement simple, une méningite s'est déclarée.

γ) Dans les labyrinthites diffuses suppurées latentes (labyrinthites totales chroniques), l'opération labyrinthique en un seul temps est nécessaire. En pratiquant dans ce cas l'évidement simple, on risque de voir surgir une méningite post-opératoire.

Ruttin n'admet à cette dernière indication qu'une légère restriction, qui se trouve bien rarement réalisée : si l'on constate le signe qu'il appelle « nystagmus de compensation », et qu'en opérant on ne remarque aucune altération de la paroi labyrinthique, l'évidement simple est suffisant et n'offre aucun danger.

d) Neumann propose des indications opératoires plus étendues encore que celles de Ruttin (*Congrès allemand*, 1907; *Monats. für Ohrenheilk.*, 1911).

Dans les cas douteux et qui ne présentent pas de signes indiquant une complication endocranienne au début, Neumann établit la nécessité de la trépanation opératoire, d'après les facteurs suivants : il place en première ligne la valeur de la fonction cochléaire (restes d'audition?); en deuxième ligne, la valeur fonctionnelle des canaux semicirculaires; en dernier lieu, les altérations anatomo-pathologiques de la paroi labyrinthique de la caisse.

Pour Neumann, la différenciation des formes séreuses et des formes purulentes est presque impossible. Au cas d'altération limitée à la cochlée, il est très difficile de dire s'il s'agit d'une labyrinthite circonscrite au limaçon ou bien d'une dégénérescence toxique du nerf auditif. L'anamnèse aide parfois à résoudre la difficulté : si la surdité est survenue dans un temps relativement court, on peut accepter l'hypothèse d'une labyrinthite. Dans tous les cas douteux, il vaut mieux opérer. Les indications de la trépanation du labyrinthe sont donc très étendues, puisque Neumann l'applique même à des labyrinthites circonscrites au limaçon.

Dans les labyrinthites chroniques, latentes, sans fistule apparente sur la table d'opération, Neumann recommande de trépaner par prudence l'oreille interne, parce qu'il est impossible d'affirmer la guérison complète de l'inflammation labyrinthique. Le signe du nystagmus de compensation n'exclut d'ailleurs pas la présence d'un abcès extra-dural, surtout quand la pyramide temporale est très pneumatique.

Bourguet pose des indications opératoires identiques à celles de Neumann (*Archives internationales de laryngologie*, 1912) : évidement simple dans le cas de labyrinthite circonscrite postérieure avec bonne audition, et si après la radicale le malade devient sourd, il propose de faire la labyrinthectomie. De même quand il y a simple labyrinthite circonscrite antérieure (surdité), il propose encore de faire la labyrinthectomie pour avoir une guérison plus certaine. Quant aux indications opératoires dans les labyrinthites diffuses aiguës et chroniques, Bourguet pense qu'il n'y a aucun désaccord parmi les otologistes : il faut pratiquer la labyrinthectomie.

Botey (*IVe Congrès espagnol*, août 1912) accepte aussi la ligne de conduite de Neumann.

IIe PARTIE

TECHNIQUE DE LA TRÉPANATION DU LABYRINTHE.

§ I

ANATOMIE CHIRURGICALE

Le labyrinthe est formé d'un appareil membraneux contenu dans une capsule osseuse. Seul, le labyrinthe osseux nous intéresse.

Il comprend trois parties, qui sont d'arrière en avant : les canaux semi-circulaires, le vestibule et le limaçon (*fig. 1*).

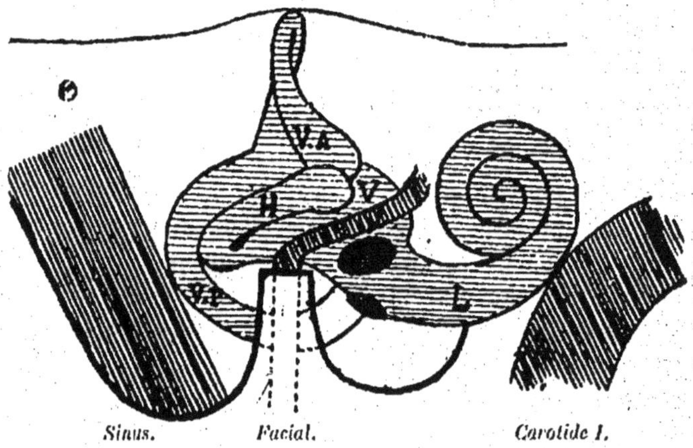

Fig. 1. — Le labyrinthe membraneux.

H Canal horizontal. — V. A. Canal vertical antérieur. — V. P. Canal vertical postérieur. — V. Vestibule. — L. Limaçon.

A) Le vestibule est situé au centre du labyrinthe et il en est la cavité la plus large. La description qu'on en donne est très variable, car sa forme est fort irrégulière. On le compare habituellement à un cube, aplati de dehors en dedans, dont les bords et les angles sont émoussés.

Girard lui attribue les dimensions suivantes : de la paroi antérieure à la paroi postérieure, 7 millimètres; de la paroi supérieure à la paroi inférieure, 5 à 6 millimètres; de la paroi externe à la paroi interne, 2 à 3 millimètres.

Il est situé en dedans de la portion horizontale et du second coude du facial.

Sa plus grande partie se trouve en arrière de la ligne horizontale qui passe par le conduit auditif externe, la caisse et le conduit auditif interne.

Sa face externe répond à la caisse, avec laquelle il communique par la fenêtre ovale.

Sa face interne est en rapport avec le conduit auditif interne (fossettes des branches du nerf vestibulaire et fossette cochléaire).

L'axe horizontal du vestibule n'est pas antéro-postérieur : il est en réalité oblique en dedans et en arrière et paraît faire avec le plan sagittal du crâne un angle ouvert en avant, d'environ 45 degrés (Girard). Il résulte de cette orientation que la paroi externe est plutôt postéro-externe, et que l'extrémité postérieure du vestibule est plus interne que son extrémité antérieure.

Sa face antérieure présente l'orifice de la rampe vestibulaire du limaçon.

Sa face postérieure a quatre trous qui sont les orifices des canaux semi-circulaires. Cependant on place souvent l'orifice ampullaire du canal horizontal sur la paroi externe; de même, on situe fréquemment l'orifice ampullaire du canal vertical antérieur sur la face supérieure. Quant au cinquième orifice, orifice ampullaire du canal vertical postérieur, il est situé à la partie toute postérieure de la face inférieure du vestibule.

Sa face supérieure et sa face inférieure n'ont aucun orifice.

B) Les canaux semi-circulaires sont au nombre de trois :

1° *Leur terminologie* varie avec chaque auteur. La plus fréquemment adoptée est la suivante :

Canal horizontal (externe, latéral);

Canal vertical antérieur (frontal, vertical supérieur);

Canal vertical postérieur (sagittal, vertical inférieur).

2° *Leur direction.* — On dit qu'ils correspondent aux trois plans de l'espace, et qu'ils sont situés l'un dans un plan horizontal, un autre dans un plan frontal, et le dernier dans un plan sagittal. Cette description est trop schématique : le canal horizontal est en réalité oblique en bas et en arrière et forme avec le plan horizontal, parallèle à l'arcade zygomatique, un angle aigu, ouvert en arrière de 15 à 25 degrés (Girard). Les deux canaux verticaux, tout en étant perpendiculaires l'un à l'autre, ne sont respectivement ni sagittal, ni frontal. Le canal antérieur n'est pas frontal; il est oblique en arrière et en dedans, suivant un plan qui fait avec le plan antéro-postérieur un angle de 45 degrés, ouvert en avant: ce canal est, en réalité, perpendiculaire à l'axe du rocher. Le canal postérieur n'est pas sagittal; il est oblique en avant et en dedans, et forme avec le plan antéro-postérieur un angle de 45 degrés, ouvert en arrière: plus simplement, rappelons-nous qu'il est parallèle à la face postérieure du rocher.

3° *Les ampoules.* — Chaque canal présente une extrémité renflée ou ampoule. L'ampoule du canal horizontal est située exactement au-dessus de la partie antérieure de la fenêtre ovale. Immédiatement au-dessus d'elle, est l'ampoule du canal vertical antérieur. Immédiatement au-dessous d'elle, se trouve le facial, qui surplombe la fenêtre ovale.

L'ampoule du canal vertical postérieur est située à l'opposé des deux ampoules précédentes, à la partie inférieure et postérieure du vestibule. Elle se trouve en dedans et en avant de la portion verticale du facial, souvent à un millimètre au-dessous du plancher du vestibule. La coque osseuse du golfe de la jugulaire vient toucher cette ampoule : 1mm5 sépare la cavité du canal de la jugulaire (Girard).

4° *Les branches.* — La branche interne du canal vertical antérieur est située en dedans et en arrière de la branche externe : elle en est séparée par une distance de six millimètres environ (Rendu). La boucle du canal vertical antérieur forme, sur la face antéro-supérieure du rocher, le relief de l'*eminentia arcuata.* Elle est séparée de l'endocrâne, et notamment du sinus pétreux supérieur, par une épaisseur d'un millimètre et demi d'os compact.

La boucle du canal horizontal a une situation fixe, par rapport à la fenêtre ovale. Elle est exactement située sur l'horizontale qui passe par la commissure postérieure de la fenêtre ovale, et à cinq millimètres en arrière du pôle postérieur de cette fenêtre. La constance de sa position en fait un point de repère de premier ordre, bien supérieur à celui de l'ampoule, éminemment changeable (Rendu).

La boucle du canal vertical postérieur est parallèle à la face postérieure du rocher; elle fait parfois saillie sur cette face, dont elle n'est séparée à son sommet que par un millimètre d'os compact. Le relief de la branche supérieure de cette boucle passe au-dessus de l'orifice de l'aqueduc du vestibule, puis limite la partie supérieure de la fossette unguéale, où se loge le sac endolymphatique dans un dédoublement de la dure-mère (Rendu). Le point le plus externe de cette boucle est situé en moyenne à six ou sept millimètres en avant et en dedans du sinus latéral.

C) Le limaçon est situé en avant du vestibule. Il répond, en dehors, au promontoire. La carotide est située en avant de lui, à deux millimètres de distance. Il est très rare que la carotide vienne se placer sur sa face externe, suivant une largeur de un à plusieurs millimètres.

D) Le facial. — Le trajet de ce nerf autour du vestibule explique toute la difficulté de la trépanation du labyrinthe.

Le nerf facial se dirige, dans le conduit auditif interne, presque directement de dedans en dehors. Il heurte la face interne du vestibule à la partie antéro-supérieure de cette face. Il contourne l'obstacle en décrivant une anse, qui est son premier coude, autour de l'extrémité antérieure du vestibule et, arrivé au bord antérieur de la face externe, il glisse horizontalement, d'avant en arrière et un peu en dehors, le long de cette face externe (portion horizontale). Puis il décrit son second coude plus arrondi, il change encore de direction et il descend verticalement vers le trou stylo-mastoïdien (portion verticale).

Dans sa portion horizontale, le facial est pincé dans une tenaille dont la mâchoire supérieure est représentée par le canal horizontal et la mâchoire inférieure par la fenêtre ovale.

a) *Le facial et le canal horizontal.* Le facial est accolé à la face inférieure du canal horizontal.

Les rapports de ces deux organes sont intimes en avant, sur les deux tiers antérieurs de la branche externe du canal horizontal. On peut cependant les distinguer l'un de l'autre, car la branche externe fait une saillie, souvent très apparente, sur la face interne de l'aditus. Cette saillie est située au-dessus de la portion horizontale de l'aqueduc de Fallope et elle en est séparée par un léger sillon.

A leur extrémité antérieure, l'ampoule du canal horizontal et le facial ont des rapports variables. Bourguet distingue deux cas : dans l'un, le canal horizontal est haut placé et son ampoule est au-dessus du nerf; dans l'autre, le canal est bas situé, croise l'aqueduc et son ampoule est en dedans et même au-dessous du nerf. Dans cette dernière situation, la trépanation de l'ampoule est dangereuse.

A leur extrémité postérieure, le canal horizontal et le nerf facial s'écartent l'un de l'autre. L'aqueduc de Fallope est, en effet, plus oblique, en bas en dehors, que le canal horizontal, et il forme avec ce canal un angle de 10 à 12 degrés. Plus en arrière encore, au niveau de son second coude, le facial est à environ $2^{mm}5$ du canal horizontal (Rendu).

b) Le facial et la fenêtre ovale. La distance du facial au bord supérieur de la fenêtre ovale est absolument fixe : elle est de 3 millimètres (Bourguet). Le facial fait d'ailleurs une saillie en dehors, qui surplombe et cache la partie supérieure de la fenêtre ovale : canal horizontal, facial et bord supérieur de la fenêtre ovale forment une corniche, dont la partie supérieure, la plus saillante, est représentée par le canal horizontal, la partie moyenne par le facial, et la partie inférieure, la plus en retrait, correspond à la fenêtre ovale et à la face interne de la caisse.

c) Le facial et la face externe du vestibule. Le facial, dans sa portion horizontale, croise en diagonale la face externe du vestibule. A son origine, il est appliqué contre cette face externe ; puis, au fur et à mesure qu'il se dirige en arrière, facial et vestibule s'écartent l'un de l'autre, car la face externe du vestibule se dirige en arrière et en dedans, tandis que le facial est plutôt dirigé en arrière et en dehors. Au niveau de son second coude, le facial est distant de la face externe vestibulaire de 3 à 4 millimètres (Girard).

d) Le facial et la branche ampullaire du canal semi-circulaire postérieur. Cette branche croise le facial en passant en dedans de lui, à une distance de 2 millimètres d'après Girard, de 4 millimètres pour Rendu.

§ II

LES DIFFÉRENTS PROCÉDÉS DE TRÉPANATION DU LABYRINTHE

Les différents procédés de trépanation du labyrinthe, qui ont été décrits, peuvent être groupés en trois classes :

A) Procédés d'ouverture simple du labyrinthe (labyrinthotomie) : techniques de Jansen, Hinsberg, Frey-Hammerschlag, Hautant.

B) Procédés de dissection des cavités labyrinthiques (labyrinthectomie) : techniques de Bourguet, Uffenorde.

C) Procédé de trépanation simultanée du labyrinthe et de la fosse cérébrale postérieure : technique de Neumann.

A) Procédés d'ouverture simple du labyrinthe (Labyrinthotomie). — Pour ouvrir le labyrinthe tout en respectant le facial, qui contourne le pôle antérieur et croise en diagonale la face externe du vestibule, il y a trois voies d'accès :

1° Voie haute : trépaner le plafond du vestibule, au-dessus et en dedans du facial (Jansen).

2° Voie antérieure : ouvrir la face externe du vestibule devant le coude du facial (Hinsberg).

3° Voie postérieure : ouvrir la face externe du vestibule derrière le coude du facial (Frey-Hammerschlag).

1° *Voie haute : trépanation du plafond du vestibule. Procédé de Jansen.*

Jansen cherche à ouvrir le vestibule en travaillant à la plus grande distance possible du facial. Son but est d'entrer dans la cavité vestibulaire par la branche interne du canal vertical antérieur. Cette branche est située à 7 millimètres en dedans de la branche externe du *même* canal, et par conséquent à une distance à peu près semblable du facial. Elle est donc très profonde, à 30 millimètres de l'épine de Henle (Girard). Après avoir ouvert cette branche, si on la poursuit inférieurement, elle conduit sur l'angle postéro-interne du vestibule, à l'union des faces supérieure, postérieure et interne. Ce point est bien choisi pour ouvrir le vestibule à grande distance du facial. Malheureusement, il est très difficile d'y arriver, car, à partir de la face interne de l'antre et de l'aditus, il faut creuser le bloc osseux très compact et très résistant, qui comble l'angle dièdre formé par les trois canaux semi-circulaires et qui a 7 à 8 millimètres d'épaisseur.

Jansen décrit ainsi la technique qu'il emploie *(Encyclopédie de Blau*, 1900) : avec un ciseau étroit et droit, il isole par petits coups, d'arrière en avant et de bas en haut, la moitié postérieure ou les deux tiers postérieurs de la boucle du canal vertical antérieur. Si cela est nécessaire, il ouvre le canal semi-circulaire postérieur. Puis il met à jour égalemant la moitié postérieure du canal semi-circulaire horizontal. Le vestibule est ainsi très facilement aperçu par cette brèche faite à sa partie postéro-supérieure.

S'il y a en outre une suppuration du limaçon, Jansen attaque le promontoire devant la fenêtre ovale. Il agrandit l'ouverture de cette fenêtre avec une fraise. La curette enlève tout le contenu, qui est représenté ordinairement par du pus et par des granulations.

2° *Voie antérieure : Trépanation des fenêtres et du promontoire. Procédé d'Hinsberg.*

a) Hinsberg se propose d'ouvrir le vestibule là où il est le plus superficiel, au niveau des fenêtres et de l'ampoule du canal horizontal. Il ouvre la branche externe de ce canal, ce qui est plus commode que de suivre la branche profonde, comme Jansen.

Dans son rapport sur la suppuration du labyrinthe, au *Congrès allemand de 1906*, Hinsberg a établi ainsi la technique qu'il préconise :

Il réunit, avec une petite fraise, la fenêtre ovale et la fenêtre ronde. Il ouvre, en même temps, le premier tour de spire du limaçon et il en curette les cavités. Puis il place le protecteur de Bourguet, ou bien une sonde recourbée, dans la fenêtre ovale, de façon que l'instrument soit sous le facial et que son extrémité recourbée soit dirigée en haut. Il vérifie ainsi l'orientation exacte de la branche externe du canal horizontal, au cas où elle serait derrière ou même au-dessous du nerf. Il ouvre alors le canal horizontal à la fraise. L'endroit où l'ouverture est la plus facile à pratiquer est situé sur la perpendiculaire passant par la fenêtre ovale. Puis, on se porte d'avant en arrière pour ouvrir tout le canal. Quand la fosse cranienne moyenne est assez profonde, il est parfois difficile d'ouvrir cette branche externe du canal horizontal, sans blesser le facial.

La technique de Hinsberg est employée couramment à la clinique de Breslau. Freytag dit qu'elle n'a jamais causé d'accidents mortels.

b) Botey (*Annales des maladies de l'oreille*, déc. 1903) suit une technique semblable à celle de Hinsberg. Mais il préfère ouvrir le canal horizontal au niveau de son extrémité postérieure, en pleine paroi interne de l'aditus, de façon à éviter d'une façon plus certaine la blessure du facial. Puis la branche superficielle de ce canal est progressivement ouverte, d'arrière en avant.

3° *Voie postérieure. Trépanation sus-angulo-faciale* (*Frey et Hammerschlag*, Société otologique autrichienne, 1909).

Ce procédé est imité de celui de Neumann. Il a été proposé par les deux auteurs pour démontrer la possibilité d'ouvrir le labyrinthe par sa partie postéro-supérieure sans mettre à nu la dure-mère, et tout en restant dans le rocher.

On résèque, le plus loin possible, le bord postérieur de la mastoïde, sans mettre le sinus ni la dure-mère à nu. On ouvre au ciseau la branche superficielle du canal horizontal, au-dessus du coude du facial, puis on ouvre également sa branche profonde et l'on réunit d'un coup de gouge ces deux ouvertures. On circonscrit alors un triangle rectangle dont l'hypoténuse est représentée par le coup de gouge oblique en bas et en arrière, comme le canal horizontal, qui vient de réunir les deux ouvertures. Le côté horizontal du triangle est parallèle au toit de l'antre; le côté vertical est parallèle au sinus. Ce bloc triangulaire est réséqué par fragments, car il est très dur, et l'on pénètre dans le vestibule par sa région postéro-supérieure. On termine en trépanant le promontoire à la gouge, comme dans les autres procédés.

Frey et Hammerschlag n'ont publié aucune observation où ce procédé ait été mis en pratique.

B) Procédés de dissection du labyrinthe (Labyrinthectomie).

1° Bourguet (*Annales des maladies de l'oreille*, 1909; *Archives de laryngologie*, 1912) se propose d'évider tout le labyrinthe, notamment le labyrinthe postérieur. Il ouvre successivement, à la fraise, tous les canaux semi-circulaires. Voici sa dernière technique, telle qu'il l'a décrite :

Bourguet commence par ouvrir d'un coup de gouge, donné verticalement, la partie la plus reculée du canal horizontal, juste au point où, revenant sur lui-même, il s'enfonce plus profondément. Puis, avec une fraise électrique, de trois millimètres de diamètre et au-dessus, il se porte un peu en arrière de la boucle du canal horizontal et évide alors toute la partie osseuse comprise entre cette boucle et le sinus latéral; il met à nu ainsi le canal vertical postérieur. Alors il suit comme fil directeur la branche profonde du canal horizontal et se dirige en avant et en dedans. Pour agrandir l'ouverture vestibulaire postérieure, il contourne en haut la saillie du canal horizontal et s'en va découvrir la branche commune aux canaux vertical antérieur et vertical postérieur. Enfin il ouvre la branche superficielle du canal horizontal à l'aide de son protecteur, ainsi que celle du canal vertical supérieur. Il reste à trépaner le limaçon, ce qui est facile à la gouge, et la curette achève l'opération, en enlevant toutes les fongosités.

Bourguet apporte à l'appui de cette technique trois observations, qui ont trait à des labyrinthites simples, et une quatrième, qui se rapporte à un cas de labyrinthite compliquée.

2° Uffenorde (*Archiv f. Ohrenheilk.*, 1907) cherche à pratiquer l'extirpation totale du labyrinthe. Comme le facial est un obstacle à cette résection, il le dissèque, le soulève et le récline, de façon à pouvoir opérer sur le labyrinthe en toute liberté.

Avant de faire la trépanation du labyrinthe, Uffenorde ouvre l'aqueduc de Fallope et met à nu le facial sur une assez grande longueur. Il commence à le libérer au niveau de l'origine de la corde du tympan. Il le met à nu en se servant de gouges, puis il enlève les parties latérales du canal de Fallope avec un ciseau plat, mince et arrondi latéralement. Après avoir ainsi disséqué et écarté le facial, il résèque, en arrière du nerf, les canaux semi-circulaires, jusqu'à la dure-mère de la face postérieure du rocher et jusqu'au méat auditif interne. En avant, il fait sauter le promontoire avec la curette. Il ne conseille pas de réunir immédiatement l'incision rétro-auriculaire. On doit s'abstenir des greffes de Thiersch, et même de toute plastique.

Quant au facial, il peut être lésé pendant cette intervention, mais Uffenorde estime qu'il ne s'agit que d'une parésie, qui doit toujours régresser. Il apporte en effet à l'appui de sa méthode deux observations où il y eut une parésie faciale, qui disparut. La première observation a trait à un cholestéatome, qui s'accompagnait d'ostéite et de séquestre, si bien que la plus grande partie de la pyramide a pu être enlevée par ce procédé et la guérison est survenue cinq semaines plus tard. Le second cas se termina par la mort, mais il s'agissait de tuberculose.

Schmiegelow accepte cette méthode : « Son grand mérite est de garantir contre les lésions accidentelles du facial. » Il la trouve très pratique. Il l'a essayée dans un cas; il y eut une parésie faciale légère, qui disparut quinze jours plus tard.

C) Procédé de trépanation simultanée du labyrinthe et de la fosse cérébelleuse. — 1° Neumann pose en principe qu'il est impossible de savoir si une labyrinthite s'accompagne ou non d'un abcès développé le long de la face postérieure du rocher. Aussi, dans tous les cas, en même temps qu'il ouvre le vestibule par sa face postérieure, il résèque la paroi postérieure du rocher et met à nu la fosse cérébelleuse. De cette façon, il estime qu'il se met à l'abri de tout accident post-opératoire.

Il a donné, dernièrement, la description suivante de son procédé (*Monats. f. Ohrenheilk.*, 1911) :

On commence par mettre à nu la dure-mère de la fosse cérébelleuse, en avant du sinus latéral. Puis, progressivement, on résèque la paroi postérieure de la pyramide. Bien que la mise à nu de la dure-mère facilite singulièrement l'opération, elle n'est pas nécessaire quand la mastoïde est large et très celluleuse. Les coups de gouge sont donnés parallèlement à la paroi postérieure de la pyramide et ils découvrent deux orifices : l'orifice supérieur est l'ouverture de la branche commune des canaux verticaux antérieur et postérieur, l'orifice inférieur est l'ouverture de la branche inférieure du canal postérieur, près de son ampoule. Ces deux ouvertures sont circulaires. Le stylet montre qu'ils ne sont pas le plus court chemin pour pénétrer dans le vestibule. En poursuivant à la gouge l'ablation de la paroi postérieure de la pyramide, on forme un troisième orifice, ovale et transversal, à peu près au milieu d'une ligne qui réunirait les deux orifices précédents, mais cet orifice est situé sur un plan plus externe : c'est la coupe de la boucle du canal horizontal. Le stylet montre que cette ouverture est le plus court chemin pour conduire au vestibule; elle est agrandie et le vestibule est ouvert en arrière. Puis l'on continue à réséquer l'os qui fait saillie à la paroi postérieure de la pyramide, et l'on arrive à la paroi postérieure du conduit auditif interne, qui est enlevée peu à peu, ce qui met à nu le méat auditif interne.

Neumann recommande de se tenir bien exactement parallèle à la paroi postérieure de la pyramide : en haut il faut craindre le sinus pétreux supérieur; en bas, il y a lieu de redouter le bulbe de la jugulaire. La blessure de la dure-mère n'est dangereuse que si elle est petite. Aussi, quand elle est survenue, est-il prudent de l'agrandir.

Il termine l'opération en ouvrant le promontoire.

La cavité rétro-labyrinthique est tamponnée à l'iodoforme; l'incision rétro-auriculaire n'est pas suturée.

La guérison survient rapidement, car la dure-mère, mise à nu, a une grande tendance à bourgeonner.

Neumann a appliqué ce procédé à vingt-sept cas de trépanation du labyrinthe (Congrès allemand 1907).

2º Ruttin emploie couramment la méthode de Neumann, mais en la simplifiant. Il l'a utilisée dans le plus grand nombre des quarante et un cas de trépanation du labyrinthe, qu'il a réunis. Voici la technique qu'il vient de décrire (*Étude clinique sur les suppurations du labyrinthe*, 1912) :

Il met à nu l'espace triangulaire, dit triangle de Trautmann, compris entre le sinus, le massif du facial et la fosse cérébrale moyenne. Il n'est pas nécessaire de mettre à nu la dure-mère, quand le sinus est situé très en arrière, quoique Ruttin n'ait cependant pas vu d'accidents dus à la libération de cette dure-mère.

On creuse un tunnel sous le massif du facial et le canal horizontal, en ayant soin de se maintenir derrière le canal horizontal et derrière le tiers supérieur du massif facial. Il faut creuser ce tunnel sur 1 centimètre de profondeur, car la paroi postérieure du vestibule est distante d'environ 9 à 11 millimètres de la proéminence du canal horizontal. De temps à autre, une sonde introduite par la fenêtre ovale explore la paroi postérieure du vestibule. A un certain moment, son extrémité apparaît libre derrière le massif du facial : le vestibule est ouvert en arrière.

Le limaçon est ouvert au ciseau.

Le pansement est laissé en place six jours, à moins de complications. Le malade garde le lit de huit à quatorze jours, jusqu'à ce que les vertiges aient disparu.

Dans les cas rendus difficiles par une mauvaise anesthésie, ou par des conditions anatomiques défavorables, Ruttin se contente de la méthode d'Hinsberg, à laquelle il reproche de ne pas assurer une disparition rapide du vertige et des troubles de l'équilibre.

3° Alexander fait également l'opération de Neumann, mais il n'opère que les cas de labyrinthites compliquées. S'il croit qu'il peut y avoir du pus dans le fond du conduit auditif interne, il ouvre ce canal en réséquant la paroi osseuse latérale, qui est située entre le vestibule et le méat auditif interne, et il fend la membrane dure-mérienne qui le tapisse.

§ III

DISCUSSION DES DIFFÉRENTS PROCÉDÉS

Tous ces procédés ont leur raison d'être. Ils correspondent à des faits cliniques auxquels ils sont applicables à juste titre. Cependant il y en a qui ne s'adressent qu'à des cas exceptionnels. Cherchons quelle est la méthode qui, dans la très grande majorité des labyrinthites, nous permettra de les bien opérer. Pour résoudre cette question, trois points sont à élucider :

A) *Est-il nécessaire de disséquer toutes les cavités labyrinthiques?* En d'autres termes faut-il ouvrir tous les canaux de l'oreille interne et n'en laisser aucun qui soit inexploré?

Trois arguments doivent être examinés :

1° Tous les canaux de l'oreille interne doivent être ouverts, car tous sont capables de conduire l'infection à l'endocrâne. Il est vrai qu'une fistule de la boucle du canal vertical antérieur coexiste parfois avec un abcès du cerveau; une fistule du canal vertical postérieur est quelquefois la cause d'un abcès de la fosse cérébelleuse. En réalité, ce sont là des cas dont la pathogénie est d'ailleurs discutable et qui sont très exceptionnels. Presque toujours l'infection se cantonne dans le vestibule et à la base du limaçon. Il suffit d'assurer un bon drainage de ces cavités: la non-exploration de tous les canaux semi-circulaires n'a jamais été la cause d'accidents méningés, dus à la recrudescence d'un foyer semi-circulaire méconnu.

2° En ouvrant toutes les cavités labyrinthiques, notamment les trois canaux semi-circulaires et le limaçon, on ne laisse aucun point suspect d'ostéite et la guérison en est considérablement facilitée.

En réalité l'ostéite, que l'on observe dans les labyrinthites subaiguës ou chroniques, n'est jamais très étendue et elle a deux sièges de prédilection:

a) Au niveau du promontoire et de la base du limaçon, où elle est très fréquente; rarement elle s'étend à la partie moyenne ou à la pointe du limaçon.

b) A la face postérieure du vestibule : en trépanant en arrière de la portion verticale du facial, pour aller à la recherche de la partie postérieure du vestibule, on trouve de l'ostéite à la face interne de l'antre, puis on tombe sur un bloc osseux compact, et, après l'avoir traversé, on retrouve de l'os malade et friable, situé entre la face postérieure du vestibule.

Quant aux fistules du canal horizontal, il est rare qu'elles soient accompagnées d'ostéite du voisinage.

3° L'ouverture des trois canaux et surtout des trois ampoules est nécessaire pour détruire complètement les terminaisons sensorielles et empêcher l'apparition ultérieure de phénomènes vertigineux.

Ceci est un leurre. Le labyrinthe pourra être ouvert dans ses plus petits recoins et être méticuleusement curetté, les fibrilles terminales du nerf vestibulaire qui s'épanouissent à la face interne du vestibule n'en subsistent pas moins. Leur irritation pathologique, par une sorte de névrite ascendante, est encore capable de provoquer du vertige, comme la névrite d'un moignon d'amputation cause de la douleur.

B) *Est-il nécessaire de mettre à nu la dure-mère de la fosse cérébelleuse postérieure, dans toutes les interventions sur le labyrinthe?*

Le procédé de Neumann s'impose dans les labyrinthites compliquées. C'est là un point qui est hors de discussion. Mais ce procédé doit-il être appliqué systématiquement dans les labyrinthites simples? Neumann le pense, car « il est toujours possible qu'il y ait un abcès extra-dural le long de la face postérieure du rocher, quelle que soit la forme de la labyrinthite, même dans les labyrinthites chroniques qui s'accompagnent du signe du nystagmus de compensation ».

C'est là une hypothèse qui demande à être confirmée par des faits. Je n'ai jamais vu de labyrinthite chronique paraissant simple et ne présentant aucun signe de réaction endocranienne, qui fût cependant compliquée d'un abcès extra-dural.

En outre, le procédé de Neumann n'assure pas un meilleur drainage du vestibule : l'orifice de trépanation de la partie postérieure est représenté par l'ouverture simple de la branche interne du canal horizontal, que la curette a agrandi le plus largement possible. C'est le même orifice que celui obtenu par tous les procédés de trépanation postéro-supérieure du labyrinthe.

Il y a des cas où ce procédé est cependant la seule méthode possible de trépanation rétro-vestibulaire, dans les labyrinthites simples. Ce sont ceux où la face postérieure du rocher est très rapprochée du massif facial. L'espace qui existe entre le coude du facial et l'endocrâne est alors trop restreint pour permettre de trépaner sans danger la face postérieure du vestibule, tout en restant dans le rocher.

C) *Quelle est la meilleure voie intra-pétreuse pour ouvrir le vestibule en arrière du facial?*

L'ouverture antérieure du labyrinthe dans l'angle formé par la portion horizontale et la portion verticale du facial, est acceptée par tous : elle ouvre largement le vestibule, ainsi que la rampe tympanique du limaçon.

Le lieu où doit se pratiquer la contre-ouverture est au contraire très variable avec les opérateurs : ampoule du canal horizontal, branche interne du canal vertical antérieur, branche interne du canal horizontal.

La trépanation de l'ampoule du canal horizontal (procédé de Hinsberg) est dangereuse, comme nous l'ont montré les rapports anatomiques. L'ouverture de la branche interne du canal vertical antérieur (Jansen) et de l'angle postéro-supérieur du vestibule est pénible, car elle est trop profondément située.

Le meilleur guide est la boucle et la branche interne du canal horizontal. La boucle de ce canal a en effet une situation constante, car elle est toujours située en arrière du coude du facial. Elle est peu profonde, à 2 mm 1/2 en dedans du facial. Elle est située dans une région facilement abordable, qui correspond au centre du champ opératoire. Toutes ces considérations doivent faire adopter la boucle et la branche interne du canal horizontal, comme guides dans la contre-ouverture rétro-faciale du vestibule.

En résumé :

Dans les labyrinthites simples, la trépanation du labyrinthe sera faite dans l'intérieur du rocher; il suffira d'ouvrir le vestibule et le limaçon devant le facial, et d'assurer une contre-ouverture vestibulaire rétro-faciale, établie au niveau de la branche interne du canal horizontal.

Dans les labyrinthites compliquées, la trépanation simultanée de la partie postérieure du labyrinthe et de la fosse cérébelleuse est nécessaire, pour drainer le labyrinthe et pour intervenir contre les complications endocraniennes.

§ IV

LA TRÉPANATION SIMPLE DU LABYRINTHE

La trépanation simple du labyrinthe est l'ouverture et le drainage des cavités de l'oreille interne, pratiqués en restant dans l'intérieur du rocher.

Elle est indiquée : 1° Dans la labyrinthite aiguë totale, survenue au cours d'une otorrhée chronique réchauffée, quand les symptômes manifestes de réaction vestibulaire n'ont pas disparu quinze jours après le début des accidents ;

2° Dans les labyrinthites chroniques, qui présentent des lésions osseuses du labyrinthe ou qui se compliquent d'une paralysie faciale.

Elle est insuffisante quand, dans les deux cas précédents, il y a un doute sur l'intégrité de l'endocrâne. Elle doit alors faire place à la trépanation simultanée du labyrinthe et de la fosse cérébelleuse.

En 1908 et 1909, dans le service de mon maître Lermoyez, j'ai établi, avec la collaboration de mon ami Rendu, les principes d'un procédé de trépanation du labyrinthe, qui m'a paru applicable à la grande majorité des cas non compliqués. Si ce procédé avait, à cette époque, quelques mérites d'originalité, il le devait aux caractères suivants :

1° A son idée directrice, qui est celle-ci : il est inutile de trépaner systématiquement la fosse cérébelleuse dans tous les cas de labyrinthite, et il est superflu de disséquer minutieusement toutes les cavités de l'oreille interne. Par contre, il est nécessaire d'ouvrir et de drainer le vestibule, centre de l'infection, par une ouverture antérieure qui empêche la propagation de l'infection au conduit auditif interne : trépanation anté-faciale, et par une contre-ouverture postérieure, faite au fond d'une tranchée inter-sinuso faciale, d'assurer son isolement de la face postérieure du rocher : trépanation rétro-faciale.

2° A la simplicité de sa technique : faire la contre-ouverture rétro-faciale, sur une horizontale qui passe par le pôle postérieur de la fenêtre ovale, et à 5 millimètres en arrière de ce pôle. A ce niveau, en se guidant sur un stylet coudé introduit dans le vestibule par l'ouverture antérieure, on découvre la boucle du canal horizontal et, en suivant la branche interne de ce canal, on arrive tout droit au vestibule. Cette ouverture postérieure est aisée à faire, car on la pratique au centre même de la cavité d'évidement. Sa technique n'offre aucun danger pour le facial, puisque la boucle du canal horizontal est fixe et toujours à 2 millimètres derrière le nerf.

Rendu a exposé ce procédé dans sa thèse (1909). Je l'ai résumé dans une des leçons du livre de Luc : « *Leçons sur les suppurations de l'oreille* » (1910). J'en ai fait la description détaillée, dans l'article que j'ai consacré sur ce sujet, dans la seconde édition du *Traité de thérapeutique des maladies de l'oreille* de Lermoyez et Boulay (1913).

En Espagne, il a été approuvé par Botey (*Arch. intern. de laryng.*, oct. 1912) qui le trouve d'exécution facile et suffisante dans presque tous les cas. Il lui reproche seulement d'ouvrir sans nécessité la boucle du canal horizontal, et il préfère la méthode de Buttin, qui en est une simplification et un perfectionnement, car elle ne se préoccupe pas d'ouvrir la boucle du canal semi-circulaire externe, ni les autres canaux. Falgar (*Revue de Tapia*, III, 1912), dans une étude sur la technique de la labyrinthectomie, cite des observations personnelles où il a employé ce procédé. En Belgique, Labarre l'a également utilisé.

Voici les principaux temps de la trépanation simple du labyrinthe, telle que je la pratique :

A) Évidement pétro-mastoïdien. — L'évidement pétro-mastoïdien, temps préliminaire de la trépanation du labyrinthe, doit remplir les deux conditions suivantes :

1° Il est fait le plus largement possible, pour bien découvrir la face interne de la caisse et de l'antre. Un large évasement de l'orifice de la cavité de l'évidement permet de manier les instruments dans une direction très oblique, et non suivant une direction perpendiculaire à l'os que l'on doit attaquer. La gouge travaille alors plus aisément et ne provoque pas de félure de l'os.

Dans ce but : *a*) Le bord postérieur de la mastoïde est largement réséqué, sans cependant mettre à nu le sinus latéral, ni la dure-mère. On s'arrête dès qu'on aperçoit les méninges.

b) Le mur de la logette est complètement supprimé, en avant, jusqu'à son extrémité antérieure, qui avoisine l'articulation temporo-maxillaire; en hauteur, jusqu'à la racine postérieure de l'arcade zygomatique, sur laquelle on empiète. De cette façon, un écarteur, appliqué sur les fibres du muscle temporal, récline fortement, en avant et en haut, les parties molles et il découvre largement la partie antéro-supérieure du champ opératoire : le promontoire, la portion horizontale du facial, le canal semi-circulaire horizontal, sont ainsi bien éclairés et bien visibles.

2° Le massif du facial est largement réséqué (*fig.* 2). Cette résection est très importante. Elle comporte deux temps :

a) Ablation du bord postérieur du conduit jusqu'à ce

que l'on arrive au pied du massif, tout près du cercle tympanal. Girard admet que la portion descendante de l'aqueduc de Fallope est située tout entière en dedans d'un plan vertical, parallèle au plan antéro-postérieur du crâne, et qui touche la saillie du canal externe. En se

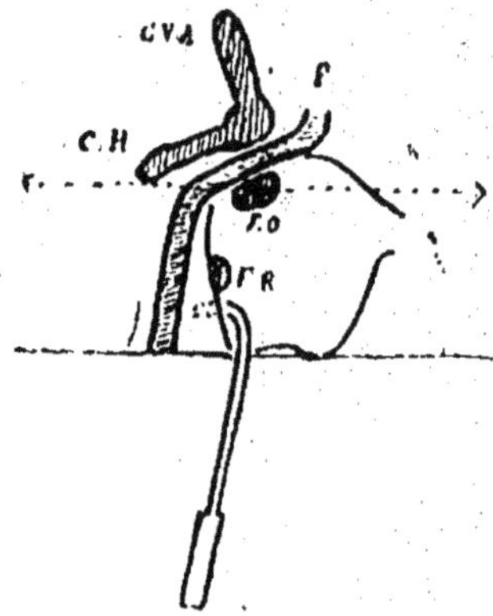

Fig. 2. — Rapports du facial. Le stylet accroche le versant antérieur du massif. Situation de la boucle du canal horizontal sur la même horizontale que la fenêtre ovale.

C. V. A. Canal vertical antérieur. — C. H. Canal horizontal. — F. Facial. — F. O. Fenêtre ovale. — F. R. Fenêtre ronde.

tenant à quelques millimètres en dehors de ce plan, le facial est toujours respecté.

b) Ablation du versant antérieur du massif facial, pour dégager les fenêtres. Ce versant s'élargit de haut en bas, au fur et à mesure qu'on se rapproche inférieurement du plancher de la caisse. Il forme ainsi une sorte de rideau triangulaire, qui recouvre extérieurement la plus grande partie de la région de la fenêtre ronde, comme le pli triangulaire recouvre l'amygdale. Pour trépaner le labyrinthe au niveau des fenêtres, il est nécessaire de réséquer ce versant antérieur. Rendu a déjà bien insisté sur ce point dans sa thèse. Le protecteur de Stake, ou un crochet de Hartmann, appliqué contre le promontoire, le bec tourné vers la portion verticale du facial, est ramené en dehors, en grattant la face postérieure de la caisse. Il accroche le bourrelet, formé par le versant antérieur du massif du facial. Quelques petits coups de gouge enlèvent alors par lamelles cette saillie du massif facial et découvrent rapidement la fenêtre ronde. La caisse est de suite très élargie. Aussi exécutons-nous cette résection dans les évidements simples, afin de faciliter les pansements de la caisse.

B) Examen de la paroi labyrinthique : recherches des fistules. — La fistule de la fenêtre ovale se présente sous l'aspect d'un gros point noir, inscrit dans le second coude du facial. Souvent, elle est cachée par des bourgeons. Il est alors très difficile de dire si la platine de l'étrier est conservée ou non. Dès qu'on applique le stylet, l'instrument s'enfonce dans le vestibule, sans qu'on puisse vérifier l'état exact de la fenêtre ovale. D'ailleurs, sur le cadavre, on est frappé du peu de résistance de la fenêtre ovale : à peine le stylet a-t-il pris contact avec l'étrier, que la fenêtre ovale est déjà ouverte.

Il est plus difficile encore de reconnaître la fistule de la fenêtre ronde, car cet orifice est caché sous le sourcil antéro-supérieur de sa niche, et il regarde franchement en arrière.

La fistule du canal horizontal est beaucoup plus aisée à diagnostiquer. C'est un petit trait noir, long de 2 à 3 millimètres, situé au-dessus de la portion horizontale du facial, et qui ressemble à la rainure produite par un coup d'ongle. Un stylet d'argent l'explore aisément.

La recherche des fistules est d'ailleurs d'importance relative, car elles ne modifient en rien la technique opératoire. Cependant, dans les cas où l'indication d'ouvrir le labyrinthe est discutable, la constatation d'une large fistule osseuse non oblitérée et qui mène directement dans la cavité vestibulaire, est une indication de trépaner l'oreille interne.

C) Ouverture antérieure du vestibule. — Cette ouverture est faite à la gouge. J'emploie des gouges de trois et quatre millimètres de diamètre, bien concaves, montées sur des manches un peu plus longs que nos gouges habituelles (14 centimètres), car on doit travailler à une profondeur assez grande dans l'intérieur du rocher. Ces gouges doivent être fines, résistantes et très bien coupantes. Plusieurs sont nécessaires, car elles s'usent vite.

On place une gouge de trois millimètres entre les deux pôles postérieurs des fenêtres, perpendiculairement à la paroi interne de la caisse, le dos appliqué tout contre le massif du facial. Deux à trois coups de maillet, très légèrement donnés, la font pénétrer dans le vestibule.

La même gouge est alors placée entre les deux pôles antérieurs des deux fenêtres. Elle a été retournée sur elle-même, et sa concavité regarde maintenant le facial. Tenue un peu obliquement en arrière et en dedans, elle cherche, aidée par quelques coups de maillet plus fortement donnés que tout à l'heure, à pénétrer dans la saillie du promontoire, assez épaisse et qui cède moins aisément. Le pont osseux situé entre les deux fenêtres est libéré. Un stylet introduit par la fenêtre ovale le mobilise et le vestibule est ainsi ouvert en avant de la portion verticale du facial. A la partie antéro-inférieure de l'orifice de trépanation, on aperçoit une rigole béante, qui est l'ouverture de la rampe tympanique du limaçon.

La gouge et la curette agrandissent cette brèche antérieure aux dépens du promontoire, suivant l'étendue des lésions.

D) Curettage et exploration de la cavité vestibulaire. — Les fongosités et les bourgeons qui se rencontrent parfois dans le vestibule, sont curettés à l'aide d'une curette coudée, du genre de la curette de Kretschmann. Cette curette a deux millimètres de diamètre et est montée sur une tige coudée longue de trois millimètres.

Elle est d'abord dirigée d'avant en arrière : elle glisse ainsi sous la portion verticale du facial et elle atteint le cul-de-sac postérieur du vestibule. Puis on lui fait subir un mouvement de rotation à angle droit : elle travaille alors de bas en haut, en dedans de la branche horizontale du facial, et elle explore les ampoules des canaux semi-circulaires, horizontal et vertical antérieur.

Après avoir évacué le contenu du vestibule, on examine cette cavité avec un stylet recourbé. On constate que, sur la table d'opération, l'axe du vestibule qui va de la fenêtre ovale au cul-de-sac postérieur est presque horizontal. Cet axe est repéré par un stylet ou par la curette coudée laissée en place. Si l'on suppose cet instrument visible par transparence, à travers la paroi externe du vestibule et le massif facial, son extrémité apparaîtrait directement en arrière du coude du facial. Il indique ainsi la situation de la boucle du canal horizontal et forme un bon guide pour le temps suivant.

E) Tranchée rétro-faciale et découverte de la boucle du canal horizontal. — Pour ouvrir la cavité vestibulaire au niveau de son pôle postérieur, on creuse, en arrière du coude du facial et de la partie supérieure de sa portion verticale, une tranchée rétro-faciale que l'on dirige dans l'intérieur du rocher, non pas horizontalement, de dehors en dedans, mais un peu obliquement, en dedans et en avant, parallèlement à la direction du conduit auditif externe.

Cette tranchée est établie en arrière du coude du facial, à la hauteur de la fenêtre ovale, sur la même horizontale que l'extrémité postérieure de cette fenêtre.

On la commence par des coups de gouge, donnés transversalement d'arrière en avant et de dehors en dedans, parallèlement à la face postérieure du rocher et loin du facial. On la continue, plus près du facial, par des coups de gouge dirigés verticalement de bas en haut, en arrière de la portion verticale du facial et parallèlement à elle.

Quand ce fossé est profond de 3 à 4 millimètres, on travaille uniquement sur son versant antérieur, en se rapprochant peu à peu du massif facial. Alors, avec la gouge, on rabote par petites lamelles ce versant antérieur, et à un moment donné, on aperçoit un orifice, allongé transversalement de 1 à 2 millimètres de diamètre et qui est la coupe du sommet de la boucle du canal horizontal. Cet orifice est situé à 5 millimètres en arrière du pôle postérieur de la fenêtre ovale, et sur la même horizontale que ce pôle. Sa situation est constante, et en suivant la technique que je viens d'indiquer, on le rencontre toujours avant d'atteindre le canal de Fallope. On vérifie avec un stylet si, par cet orifice, l'on est conduit dans le vestibule.

F) Contre-ouverture postérieure du vestibule. — Il ne reste plus qu'à suivre la branche interne du canal horizontal, pour atteindre à la face postérieure du vestibule. La gouge est dirigée en dedans et un peu en avant, comme si elle cherchait à passer sous le coude du facial. Le stylet, introduit dans le vestibule par l'ouverture antérieure, continue à guider le travail de la gouge. Quand son extrémité postérieure apparaît au fond de la tranchée rétro-faciale, la contre-ouverture vestibulaire est établie.

Arrivée ainsi à l'extrémité postérieure du vestibule, la gouge, aidée d'une curette fine et bien tranchante, élargit l'ouverture rétro-vestibulaire. Si bien que la partie supérieure de la portion verticale du facial est encadrée, en avant et en arrière, par deux ouvertures situées à la même hauteur et de grandeur égale : orifice des fenêtres vestibulaires en avant, orifice rétro-vestibulaire en arrière. Le stylet, entré dans le vestibule par la fenêtre ovale, sort par la contre-ouverture rétro-vestibulaire et, dans sa concavité, il passe sous le nerf facial.

G) Difficultés opératoires. — L'ouverture postérieure du vestibule est plus ou moins facile, suivant la distance qui sépare la face postérieure du rocher du massif du facial. Si cette distance est supérieure à 5 millimètres, la trépanation intra-pétreuse est possible. Au contraire, quand la face postérieure du rocher est très rapprochée du massif facial et que le sinus est lui-même procident, on est forcé de mettre à nu la dure-mère et d'appliquer le procédé de Neumann.

Emploi de la fraise. La trépanation postérieure se fait à travers un os compact et extrêmement dur. Aussi Botey et Bourguet abandonnent la gouge après la radicale, et ils préfèrent exécuter la trépanation postérieure à l'aide de fraises de trois millimètres de diamètre et au-dessus, mues par un moteur électrique. Cependant la proximité du facial, du conduit auditif interne et de la fosse cérébelleuse paraît rendre bien dangereux le plus petit dérapage de l'instrument.

H) Soins consécutifs. — Quand la trépanation du labyrinthe a été exécutée sur une labyrinthite chronique non réchauffée, il est possible de suturer immédiatement l'incision rétro-auriculaire. C'est la conduite que j'ai tenue, notamment dans un cas opéré avec notre collègue Luc, et dont la cicatrisation était achevée deux mois plus tard. Dans les cas douteux, on peut garder momentanément ouverte l'incision rétro-auriculaire, pour mieux surveiller l'évolution de la trépanation postérieure du vestibule. En général, l'orifice postérieur persiste pendant deux à trois semaines; pendant tout ce temps, le stylet pénètre facilement sous le coude du facial et se meut dans la cavité vestibulaire, qui n'est pas encore comblée. Les pansements consécutifs sont identiques à ceux de l'évidement simple. Leur durée est, en général, un peu plus longue. La guérison demande deux mois et demi à trois mois.

§ V

TRÉPANATION SIMULTANÉE DU LABYRINTHE ET DE LA FOSSE CÉRÉBELLEUSE.

La trépanation simultanée du labyrinthe et de la fosse cérébelleuse, est indiquée dans tous les cas où l'on suppose que l'infection labyrinthique a gagné l'endocrâne.

Elle a pour but :

a) D'ouvrir le vestibule par sa partie postérieure;

b) D'explorer la dure-mère cérébelleuse jusqu'à la région du sac endolymphatique;

c) D'essayer d'atteindre le conduit auditif interne.

On peut l'exécuter de la façon suivante :

Je suppose que l'évidement pétro-mastoïdien simple a été pratiqué largement, surtout au niveau du bord postérieur de la mastoïde, qu'il ne faut pas craindre de réséquer loin en arrière.

A) Découverte du sinus latéral. — 1° On met à nu systématiquement le sinus latéral pour deux raisons :

a) Il est nécessaire de se donner du jour le plus loin possible en arrière et de mettre à nu la dure-mère, pour élargir le champ opératoire en déprimant la méninge sous le dos de la gouge, et rendre possible le maniement des instruments dans la profondeur. Si l'on commençait à mettre à nu la dure-mère en dedans du sinus latéral, de façon à éviter ce vaisseau, on ne découvrirait qu'une mince bande méningienne, protégée par un cadre osseux rigide, et incapable de se laisser récliner.

b) La portion verticale du sinus latéral délimite le côté postérieur du champ opératoire. On doit travailler entre le sinus latéral, en arrière, et la portion verticale du facial, en avant. Or, l'on a toujours tendance à diriger les coups de gouge trop en haut, entre le coude du facial et le coude du sinus latéral, dans le plus grand diamètre antéro-postérieur de la cavité de l'évidement. Cette erreur est fréquente et préjudiciable, car la trépanation ainsi conduite, mène sur l'arête de la pyramide et non sur la face postérieure du rocher. Si bien qu'en poursuivant l'opération on met à nu la dure-mère cérébrale, et non la dure-mère cérébelleuse. Au contraire, quand on a découvert préalablement la portion verticale du sinus latéral, ce vaisseau repère la direction de la face postérieure du rocher et fait éviter de multiples hésitations.

2° La mise à nu du sinus latéral est pratiquée sur une assez longue étendue, un bon centimètre et demi. A ce moment le sinus fait saillie dans la cavité de l'évidement et masque la paroi postérieure de l'antre. Pour mieux voir cette face postérieure que l'on doit réséquer, il n'y a qu'à modifier la position donnée à la tête du malade. Au début, la tête est franchement tournée vers l'épaule saine, de manière à rendre horizontale la surface mastoïdienne sur laquelle on opère; maintenant, elle doit être un peu redressée, à l'aide d'un coussin appliqué du côté sain, contre la joue du malade. De cette façon, la face postérieure de l'antre est bien éclairée, et facilement abordable.

B) Résection de la face postérieure de la mastoide. — Elle est exécutée de proche en proche, en partant du sinus latéral et en se dirigeant vers la profondeur. Elle se fait par petits coups de gouge, que l'on donne parallèlement à cette face. Il vaut mieux ne pas se servir de la pince de Jansen, déjà difficile à manier dans cette région profonde, et qui crée des esquilles capables de déchirer la dure-mère.

C) Résection de la face postérieure du rocher. — On dépasse bientôt la face postérieure de la mastoïde et l'on s'attaque à la face postérieure du rocher proprement dit. L'on en est de suite averti par la différence de constitution des surfaces osseuses. La corticale mastoïdienne est mince et facile à réséquer. La face postérieure du rocher est, au contraire, compacte et résistante.

Il arrive, d'ailleurs, un moment où le travail de la gouge, parallèlement à la face postérieure du rocher, n'est plus possible. Car l'instrument heurte la face externe d'une pyramide triangulaire rétro-labyrinthique, qu'il faut maintenant attaquer.

Cette pyramide triangulaire rétro-labyrinthique a son sommet inférieur, qui est représenté par l'accolement du sinus latéral et du massif facial. Sa base est supérieure, et répond à la fosse cérébrale. Sa face externe correspond à la face interne de l'antre. Sa face antérieure touche à la partie postérieure du vestibule. Sa face postéro-interne limite la fosse cérébelleuse.

Elle est formée d'un os éburné, qu'il faut réséquer entièrement pour ouvrir le vestibule au niveau de son cul-de-sac postérieur, et pour explorer la dure-mère rétro-labyrinthique. Dans cette pyramide se trouvent la boucle du canal horizontal et celle du canal vertical postérieur.

On l'évide en donnant des coups de gouge, de bas en haut, derrière le massif du facial. A mesure que cette pyramide est excavée, l'on reprend le travail de la gouge parallèlement à la surface postérieure du rocher, et ainsi peu à peu l'on s'avance vers le vestibule. Chemin faisant, on a ouvert, à la partie inférieure et à la partie supérieure de la tranchée que l'on creuse, deux orifices arrondis qui sont la coupe de la branche inférieure et de la branche supérieure du canal vertical postérieur. Le plus souvent ce travail est pénible, il vaut mieux l'abandonner dès que la tranchée rétro-faciale est notable, et passer au temps suivant.

D) Ouverture postérieure du vestibule (*fig.* 3). — On place maintenant la gouge contre le versant antérieur de la tranchée rétro-faciale, le dos appliqué sur le coude du

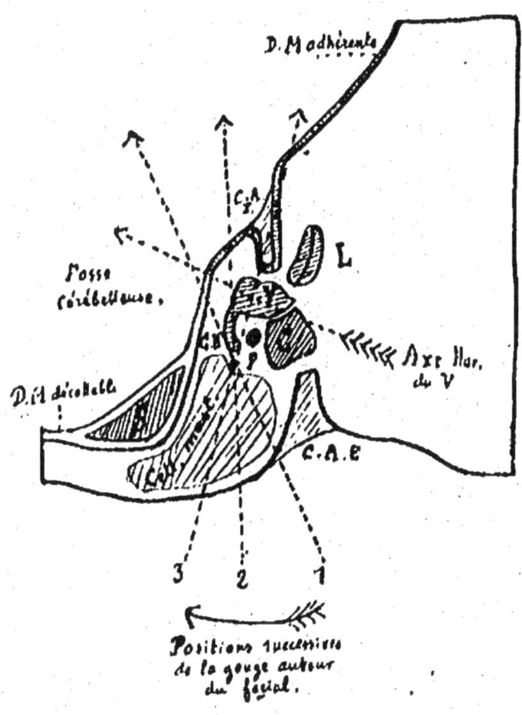

Fig. 3. — Section horizontale du rocher droit, au niveau de la branche interne du canal horizontal (C. H.).

V. Vestibule. — C. H. Branche interne du canal horizontal. — C. Caisse. — F. Facial. — L. Limaçon. — S. Sinus. — D. M. Dure-mère, décollable ou adhérente. — A. Axe horizontal du vestibule. — 1, 2, 3. Pivotement de la gouge autour du facial.

facial, à la hauteur du pôle postérieur de la fenêtre ovale, sur une même horizontale. Son tranchant est dirigé en dedans et un peu obliquement en arrière, comme si la gouge visait le centre du cervelet. Puis progressivement la gouge pivote autour du coude du facial, tout en restant dans un plan horizontal : elle devient franchement transversale, dirigée de dehors en dedans; puis elle finit par prendre une direction oblique en dedans et en avant, comme si elle voulait atteindre le conduit auditif interne.

Tout en mordant ainsi sur la face postérieure, puis sur la face interne du massif du facial, elle a ouvert la boucle, puis la branche interne du canal horizontal, et elle pénètre dans la partie postérieure du vestibule.

La gouge a creusé un tunnel sous le coude du facial, et, sans danger, elle achève l'ouverture rétro-vestibulaire du labyrinthe. La profondeur de ce tunnel, mesurée du pôle postérieur du vestibule au canal du facial, est en moyenne de 7 à 8 millimètres. Ruttin l'estime de 9 à 11 millimètres, cette distance étant mesurée de la proéminence du canal horizontal à la paroi postérieure du vestibule.

E) Exploration de la dure-mère rétro-labyrinthique. — La dure-mère est mise à nu jusqu'au niveau du sac endolymphatique. A partir de cet endroit, elle devient adhérente à la face postérieure du rocher et ne peut plus être explorée.

Pour bien mettre à nu la dure-mère dans la région rétro-labyrinthique, le travail de la gouge est souvent pénible. Il faut procéder par petites lamelles, car si l'on cherche à enlever un bloc osseux, souvent la partie la plus interne est adhérente à la dure-mère, et en extrayant l'os réséqué, on exerce en même temps une traction sur la dure-mère, que l'on déchire.

Ce travail, quoique laborieux, est cependant nécessaire, toutes les fois qu'il y a des symptômes nets de complications endocraniennes, car, dans trois cas, j'ai trouvé à ce niveau un abcès rétro-labyrinthique, de petit volume, et qui représentait le stade de la méningite périlabyrinthique.

On vérifie si l'on a atteint la profondeur de la région du sac endolymphatique, grâce aux constatations suivantes : *a*) le sac est sur la ligne horizontale, qui prolonge l'axe horizontal du vestibule; *b*) l'aqueduc du vestibule, qui aboutit au sac endolymphatique, passe dans la boucle du canal vertical postérieur; *c*) la dure-mère commence à être adhérente à son niveau.

F) Tentative d'ouverture du conduit auditif interne. — En prolongeant la résection de la face postérieure du rocher, on arriverait au trou auditif interne. En réalité, cela est presque impossible, car la distance du sac endolymphatique au trou auditif interne est encore de 1 centimètre.

Au lieu d'aller vers le trou auditif interne, on peut attaquer la partie postérieure de la face interne du vestibule, et chercher à ouvrir le conduit auditif interne, près du labyrinthe et le long de son bord postérieur.

Mais, sur la table d'opération, cette ouverture du conduit auditif interne est extrêmement pénible. Neumann dit l'avoir pratiquée dans un cas (*C. R. Soc. autr. d'Otol.*) et il insiste sur ce qu'il n'y est arrivé qu'avec beaucoup de peine. Je ne l'ai trouvée décrite que dans une ou deux autres observations.

Les avantages de cette ouverture sont d'ailleurs problématiques. On les admet théoriquement, d'après les examens histologiques de Politzer, qui ont montré l'existence fréquente d'abcès limités dans le fond du méat. Par contre ses dangers sont flagrants, car l'ouverture porte toujours en même temps sur les méninges, dont la déchirure reste béante.

G) Ouverture antérieure du vestibule et trépanation du limaçon. — Elle termine l'opération. Elle est pratiquée comme dans la trépanation simple. Elle est toujours nécessaire pour drainer cette région, et arrêter la diffusion de l'infection par le trou auditif interne.

Il est souvent préférable de faire cette trépanation antérieure, dès le début de l'intervention. Car on peut introduire un stylet, par cet orifice, dans la cavité vestibulaire et la position de cet instrument facilite ensuite la trépanation postérieure du vestibule.

§ VI

ACCIDENTS OPÉRATOIRES

1° Blessure de la dure-mère. — Elle peut survenir en deux endroits : *a*) dans la région rétro-labyrinthique, là où la membrane commence à être adhérente à la face postérieure du rocher ; *b*) dans le conduit auditif interne, car la dure-mère en tapisse l'intérieur et adhère à ses parois.

La gravité de sa blessure dépend de l'état antérieur des méninges. Si les méninges sont saines, la déchirure de la dure-mère est d'un pronostic sombre et entraîne généralement une méningite aiguë à marche rapide. Au contraire quand les méninges sont déjà infectées, même légèrement, cette blessure ne m'a pas paru entraîner une recrudescence de l'infection.

Le pronostic dépend aussi de la béance ou non de la plaie dure-mérienne. Ayant incisé volontairement la dure-mère au niveau de la fosse cérébelleuse, je mis à jour une cavité remplie de liquide céphalo-rachidien ; après l'évacuation de ce liquide, je constatai la rétraction du cervelet qui ne venait pas s'appliquer contre la dure-mère, ni fermer l'incision de cette membrane ; cinq jours plus tard éclatèrent les signes d'une méningite. L'ouverture du conduit auditif interne a comme conséquence une ouverture béante de la dure-mère ; aussi est-elle extrêmement grave ; elle ne doit être tentée que dans les méningites aiguës déjà bien déclarées et comme moyen ultime de drainage.

La blessure de la dure-mère entraîne un écoulement profus de liquide céphalo-rachidien. Cet écoulement persiste pendant quatre à cinq jours, et est très abondant. Je l'ai obervé dans trois cas, où il m'a semblé avoir plutôt une influence favorable : cet écoulement, profus et persistant, a toujours coïncidé avec une chute de la température et une diminution des symptômes méningés, comme si cet écoulement représentait un bon moyen de drainage des méningites aiguës.

2° Blessure du facial. — La région dangereuse du facial est sa portion horizontale. En ouvrant la branche externe du canal horizontal et surtout son ampoule, on court des risques de blesser le nerf. Cette blessure est quelquefois inévitable, quand le canal croise le nerf en passant en dedans de lui. Bourguet a fait construire un protecteur pour éviter de blesser le facial pendant l'ouverture de l'ampoule du canal horizontal. Son emploi est recommandé par Hinsberg. Tetens Hald et Schmiegelow le regardent au contraire comme dangereux. Son intérêt est d'ailleurs secondaire, depuis qu'on a abandonné l'ouverture systématique de l'ampoule du canal horizontal.

Au niveau de son second coude, le facial peut être blessé pendant la recherche de la boucle du canal horizontal. La gouge, si elle est maniée brutalement, provoque parfois de petits éclatements osseux et la fêlure file jusqu'au canal de Fallope. Sur vingt-trois trépanations du labyrinthe, je n'ai observé qu'une seule fois une paralysie faciale post-opératoire; elle a régressé deux mois plus tard.

Le long de sa portion verticale, le facial est mieux à l'abri des traumatismes. Il descend dans un massif osseux compact, dont le versant antérieur est très épais, et le protège efficacement. Par contre, il se rapproche inférieurement du versant postérieur de son massif, et il peut être blessé, quand on poursuit jusqu'au vestibule la dissection de la branche inférieure du canal vertical postérieur, qui passe en dedans de lui.

3° Blessure du golfe de la jugulaire. — Elle n'a jamais été signalée.

D'après Marbaix, elle serait cependant possible dans les deux situations suivantes : *a*) le dôme jugulaire s'étale sous la caisse et le vestibule, et n'en est séparé que par une lamelle papyracée; en même temps la fenêtre ronde arrive parfois au contact du plancher; la blessure du golfe est alors possible pendant le curettage ou la mise en communication des deux fenêtres; *b*) le bulbe de la jugulaire s'élève quelquefois haut dans le rocher, jusque derrière le vestibule et le conduit auditif interne; dans ce cas, quand on enlève le massif des canaux semi-circulaires, la blessure du golfe est à craindre.

On évitera la blessure du golfe, dans la très grande majorité des cas, en se souvenant qu'il ne remonte jamais au-dessus d'une horizontale qui passe par le bord supérieur de la fenêtre ronde.

4° Blessure du sinus pétreux supérieur. — Le sinus pétreux supérieur suit l'arête du rocher qui sépare la face antéro-supérieure, cérébrale, de la face postérieure-supérieure, cérébelleuse. Dans le procédé de Neumann, on résèque cette face postérieure, en ayant soin de respecter l'arête de la pyramide. Cependant il arrive parfois qu'on est amené à la supprimer, de façon à explorer en même temps la fosse cérébelleuse et la fosse cérébrale. Il est rare que l'on ouvre le sinus pétreux supérieur qui se laisse facilement soulever en même temps que la dure-mère voisine. En tout cas je n'ai jamais observé sa blessure, et je n'ai jamais rencontré à ce niveau d'hémorragie capable de causer un obstacle sérieux à l'opération.

5° Blessure de la carotide. — La carotide entre en rapport avec l'extrémité antérieure du limaçon. Quelle que soit la variabilité de sa situation, la blessure de cette artère au cours de la trépanation du labyrinthe n'a jamais été signalée.

Dans trois cas où j'ai assisté à l'élimination d'un séquestre comprenant tout le limaçon, je n'ai pas observé d'hémorragie carotidienne. Il s'agissait de labyrinthite de cause banale. On sait, au contraire, la fréquence des hémorragies carotidiennes dans les labyrinthites tuberculeuses.

§ VII

SUITES OPÉRATOIRES.

1° Accidents tardifs. — L'évolution post-opératoire est parfois troublée par : *a*) l'apparition d'une paralysie faciale secondaire; *b*) la formation de séquestres.

a) *Paralysie faciale secondaire.* — J'en ai observé deux exemples. Dans l'un, la paralysie faciale est survenue quarante-huit heures après l'opération et elle fut définitive. Chez le second malade, elle apparut lentement, à la fin du premier mois, en même temps qu'un séquestre du canal horizontal. Dès que ce séquestre fut éliminé, la paralysie faciale régressa. Il est d'ailleurs curieux de voir combien le facial est rarement paralysé, malgré la formation de séquestres labyrinthiques et la destruction de l'aqueduc de Fallope.

b) *Séquestres.* — Je n'en ai observé qu'à la suite de trépanation du labyrinthe, faite sur des labyrinthites aiguës graves. Les séquestres se sont éliminés de deux à quatre mois après la trépanation. J'ai ainsi recueilli trois limaçons en entier, et deux fois la branche externe du canal horizontal.

La production de ces séquestres est annoncée par la formation de bourgeons volumineux et mollasses, au fond de la cavité d'évidement. Après curettage, ces bourgeons se reproduisent très rapidement. Il faut maintenir la plaie largement béante et attendre l'élimination naturelle de ces séquestres. Dès qu'ils sont expulsés, la cavité se cicatrise très rapidement.

Ils ne sont pas dus à la trépanation même du labyrinthe. Car ce sont presque toujours de larges fragments du limaçon, sur qui la gouge n'a pas porté, et qui, s'ils n'avaient pas été frappés de nécrose par l'infection, pouvaient encore être bien nourris par les branches de l'artère auditive interne.

2° Durée du traitement. — Les suites de la trépanation du labyrinthe sont très variables. Quand il s'agit de labyrinthites aiguës graves, avec nécrose secondaire du labyrinthe, la durée des soins consécutifs est très longue. Il faut compter en général de quatre à cinq mois avant d'avoir une cicatrisation définitive.

L'éclosion des labyrinthites, au cours des otorrhées chroniques, est parfois favorisée par une débilitation momentanée de l'organisme, et cette circonstance n'est pas favorable à une prompte guérison. La tuberculose pulmonaire, si elle ne se complique pas directement de tuberculose du rocher, retarde l'épidermisation de la plaie. Trois fois, sur vingt-trois cas de trépanation, la tuberculose était en jeu (13 0/0).

Chez des malades qui ne présentent aucune tare, la trépanation simple du labyrinthe peut guérir aussi vite qu'un évidement pétro-mastoïdien simple.

3° Séquelles. — Les troubles de l'équilibre disparaissent très rapidement, de dix à quinze jours après la trépanation du labyrinthe. En examinant ces malades trois mois plus tard, il est impossible de déceler chez eux des signes de mauvais équilibre : la station pendant l'occlusion des yeux, la station sur un pied, le demi-tour rapide se font aussi aisément que chez les sujets normaux. Il est rare que les mouvements brusques de la tête provoquent une sensation de vertige.

Deux de mes malades ont cependant conservé longtemps après l'opération, plus d'un an, des sensations vertigineuses et des troubles de l'équilibre. L'une d'elles, quoique sa cavité de trépanation se soit parfaitement épidermisée, réagissait violemment à l'épreuve galvanique unipolaire. Ces accidents me paraissent dus à l'irritation périphérique du moignon du nerf vestibulaire.

Par contre, aucun malade ne s'est plaint de bourdonnements consécutifs. C'est là un fait contradictoire avec les résultats de la section du nerf auditif, qui ne cause pas de troubles d'équilibre permanents, tandis qu'elle échoue, au contraire, souvent contre les bourdonnements.

§ VIII

RÉSULTATS DE LA TRÉPANATION DU LABYRINTHE.

1° Gravité de la trépanation du labyrinthe. — La trépanation du labyrinthe a été considérée comme une opération dangereuse. Elle détruirait les adhérences protectrices qui oblitèrent les voies préformées et empêchent la propagation de l'infection aux méninges. Par son traumatisme même, la trépanation du labyrinthe serait donc cause de méningite.

J'ai fait vingt-trois trépanations du labyrinthe, parmi lesquelles il y a eu six cas de mort. Ces cas de mort se répartissent de la façon suivante : deux ont été opérés mourants, deux présentaient des accidents méningés manifestes avant l'opération et l'un avait un abcès du cervelet, un autre était atteint de tuberculose du rocher, un dernier est mort, huit jours après l'intervention, d'un abcès du cervelet.

Ce dernier cas, à la rigueur, peut être imputé à l'acte

opératoire : il s'agissait d'un malade déjà évidé, qui présentait de l'ostéite du promontoire et chez qui subitement se manifesta une labyrinthite avec une parésie faciale. Comme cette paralysie faciale suivait une marche progressive, je pratiquai la trépanation du labyrinthe : il y avait du pus dans l'intérieur du vestibule. Les jours suivants, la paralysie faciale entra en régression, ce qui démontrait que la cavité labyrinthique était bien drainée. Mais le sixième jour survinrent des signes qui me firent penser à un abcès du cervelet, et deux jours plus tard le malade mourut. A l'autopsie je trouvai, en effet, un abcès cérébelleux. Il est probable que la trépanation labyrinthique avait été insuffisante : peut-être aurais-je dû réséquer plus complètement la région osseuse située en arrière de la face postérieure du vestibule, et qui était probablement déjà atteinte d'ostéite.

Sur ces six cas de mort, il y en a cinq qui ne sont manifestement pas imputables à l'acte opératoire. En faisant rentrer le dernier dans les accidents post-opératoires, j'ai une mortalité de 4,3 0/0.

Ruttin, dans sa monographie récente, rapporte quarante-six cas de trépanation du labyrinthe, avec neuf morts par méningite. Dans huit cas la méningite était antérieure à l'opération. Mais dans un cas la méningite a été consécutive à l'opération. Mortalité : 2,2 0/0.

Neumann avait fait, en 1907, vingt-sept fois la trépanation du labyrinthe avec sept morts. Aucun des cas de mort n'était imputable à l'opération.

Freytag dit qu'à la clinique de Breslau, où l'on pratique la trépanation du labyrinthe d'après la méthode de Hinsberg, la mortalité est nulle. D'après l'ensemble des cas de trépanation du labyrinthe que l'on trouve cités dans la littérature otologique, Freytag admet une mortalité de 4,5 0/0.

Quant à comparer cette mortalité à celle que l'on pourrait avoir si l'affection labyrinthique avait été abandonnée à son évolution spontanée, cela est impossible. Les différentes statistiques des cas de mort dans les labyrinthites non opérées sont trop variables : Jansen estime la proportion à 10 0/0, Friedriech donne 50 0/0, l'école de Halle 86 0/0.

Retenons simplement que la *trépanation du labyrinthe donne, par l'acte opératoire même, une mortalité extrêmement faible* (4,5 0/0).

2° Curabilité de la méningite labyrinthique par la trépanation du labyrinthe. — J'ai pratiqué la trépanation du labyrinthe sur sept cas de méningite généralisée manifeste : trois de ces malades ont été opérés avec succès.

Observation I. — Otorrhée chronique avec labyrinthite. Paralysie faciale datant de vingt jours. Céphalée intense depuis huit jours. Depuis deux jours, raideur de la nuque. Kernig. Photophobie. Douleur à la pression des globes oculaires. Céphalée intense au front et à la nuque. Vomissements. Température : 39 degrés, pouls 58. Ponction lombaire : liquide trouble, nombreux polynucléaires en histolyse; pas de microbes. Opération : antre petit, contenant du pus. Trépanation simple du labyrinthe. La dure-mère, en avant et en dedans du sinus, est saine. Ponction cérébrale et cérébelleuse négative. Chute de la température. Recrudescence huit jours plus tard (40 degrés). On examine sous chloroforme la cavité de l'évidement; on curette des bourgeons situés au niveau du limaçon et on résèque largement le promontoire, de crainte que l'infection ne continue à se propager par la cochlée. Chute de la température le soir même. Guérison.

Obs. II (Blanluet et Hautant). — Otorrhée chronique. Phénomènes labyrinthiques datant d'un mois. Céphalée violente datant de quarante-huit heures. Vomissements. Raideur de la nuque. Kernig. Douleur à la pression des globes oculaires. Température : 39°5; pouls 55. Ponction lombaire : liquide louche, riche en polynucléaires. Pas de microbes. Les symptômes s'accusent considérablement pendant la nuit qui précède l'intervention. Opération : mastoïde très éburnée, pas d'antre. Trépanation du labyrinthe. Résection de la face postérieure du rocher. Au niveau du sac endolymphatique, subitement sourd une grosse goutte de pus (empyème du sac ou petit abcès extra-dural). Le lendemain matin, 40°2. Puis le lendemain soir, les symptômes s'amendent. Guérison après élimination du limaçon.

Obs. III. — Otorrhée avec phénomènes de labyrinthite datant d'un mois et demi. Céphalée intense datant de sept jours, au niveau du front et de la nuque. Vomissements. Photophobie. Raideur de la nuque. Kernig. Exagération des réflexes. Babinski en extension. Température : 39°2; pouls 70. Ponction lombaire : hypertension; polynucléaires et mononucléaires nombreux. Culture négative. Opération : antre petit et vide. Trépanation du labyrinthe : fongosités et pus. Résection de la face postérieure du rocher : au niveau du sac endolymphatique on voit sourdre quelques gouttes de pus très épais (empyème du sac endolymphatique?). Paralysie faciale post-opératoire. Élimination de séquestres formés par le limaçon et le canal horizontal. Régression de la paralysie faciale. Guérison.

Ces trois cas présentaient des signes cliniques manifestes de méningite, avec polynucléose abondante et leucocytes en histolyse, mais aucun d'eux n'avait de microbes dans le liquide céphalo-rachidien. Ce n'étaient pas des méningites à marche suraiguë; les accidents s'étaient développés assez lentement et dataient de deux à sept jours.

Les lésions, point de départ des accidents méningés, étaient uniquement localisées dans le labyrinthe : dans deux cas, il y eut nécrose secondaire du limaçon; dans le troisième, j'ai dû pratiquer une seconde intervention sur le limaçon. Les deux derniers avaient un petit abcès extra-dural au niveau de la face postérieure du vestibule, empyème probable du sac endolymphatique. Il est vraisemblable que cet abcès extra-dural, malgré son petit volume, jouait un rôle dans l'éclosion de la méningite et que son évacuation a contribué à l'arrêt des accidents.

En bloc, la mortalité des méningites labyrinthiques que

j'ai opérées est donc de 60 0/0. Il est vrai que sur les quatre cas de mort, l'un a trait à un opéré mourant qui n'a pas pu supporter l'anesthésie chloroformique; le second était atteint de méningite suraiguë qui l'emporta en vingt-quatre heures; le troisième avait un abcès du cervelet; chez le dernier, j'ai fait une faute opératoire et ouvert d'un coup de gouge le trou auditif interne.

Le pronostic opératoire des méningites labyrinthiques est donc loin d'être désespéré, contrairement à l'opinion courante, qui oppose les méningites par voie labyrinthique aux méningites par voie osseuse, les premières étant les plus graves et les secondes les moins dangereuses. Il me semble au contraire que, dans des conditions déterminées, l'éradication complète du foyer labyrinthique et l'exploration rétro-labyrinthique de la fosse cérébelleuse sont souvent capables d'enrayer l'infection méningée. En éliminant du groupe des méningites labyrinthiques celles qui sont consécutives aux accidents opératoires du labyrinthe, et celles qui s'accompagnent d'abcès du cervelet, Alexander dit que la mortalité des cas qu'il a opérés n'atteint pas 20 0/0. Il estime que le pronostic des pachyleptoméningites purulentes d'origine labyrinthique, et limitées à la fosse cérébrale postérieure, est relativement favorable (*Die Ohrenk. im Kindesalter*, 1912).

Sans permettre cet optimisme, les résultats personnels que je viens de rapporter montrent cependant que *les méningites labyrinthiques, non compliquées d'un abcès du cervelet, guérissent dans la moitié des cas, quand elles sont opérées de bonne heure et radicalement.*

Après réflexion, ces résultats n'ont rien qui doive surprendre. On admet couramment que les méningites otitiques, développées lentement à la suite d'une lésion osseuse, sont capables de rétrocéder à la suite d'un traitement chirurgical. La méningite labyrinthique rentre dans les mêmes conditions. Le plus souvent elle dépend d'une lésion osseuse, cantonnée dans le vestibule et qui infecte les méninges par le trou auditif interne, ou bien localisée à la face postérieure du rocher, au niveau de la zone rétro-vestibulaire. L'erreur était de placer, autrefois, sous le même pronostic fatal, toutes les méningites labyrinthiques, comme si elles survenaient toutes, en coup de foudre, par propagation par la voie lymphatique. Le fait nouveau a été de découvrir le stade de méningite localisée, la lésion vestibulaire et l'abcès rétro-labyrinthique, qui s'observent aussi souvent dans les méningites labyrinthiques que dans les méningites des otorrhées moyennes.

§ IX

VALEUR DE LA TRÉPANATION DU LABYRINTHE.

Pour juger de la valeur thérapeutique de la trépanation du labyrinthe, il suffit de comparer les résultats obtenus par cette intervention et ceux que l'on observait, il y a quelques années, en appliquant à des cas identiques, l'évidement pétro-mastoïdien simple.

Il y a des otorrhées chroniques qui ont été évidées et dont l'épidermisation n'est jamais complète, car il reste des foyers d'ostéite en évolution. L'ostéite du promontoire en est l'accident le plus fréquent. On sait maintenant que cette lésion coïncide presque toujours avec une infection labyrinthique. Inutile alors de la respecter, par peur d'abolir une fonction qui n'existe plus. Trépanons hardiment la paroi labyrinthique et la cicatrisation sera bientôt définitive.

Voici une suppuration chronique de l'oreille moyenne, qui s'accompagne de vertiges et de troubles de l'équilibre. Il y a déjà de la céphalée occipitale. On redoute l'éclosion d'une méningite : il faut intervenir. Fera-t-on une simple radicale? Ce ne sera pas sans craintes. Car on se rappelle qu'il y a des exemples nombreux où cette opération classique a exalté la virulence de l'infection et déchaîné la méningite. Mais examinons attentivement notre malade : nous trouvons tous les signes précis d'une labyrinthite aiguë diffuse. Alors, nous compléterons l'évidement simple par l'ouverture des cavités de l'oreille interne et la redoutable complication post-opératoire n'est plus à craindre.

Un dernier exemple, encore plus démonstratif. L'infection des cavités de l'oreille s'est propagée aux méninges; une complication endocranienne, probablement enkystée, est évidente. On fait l'évidement simple. La dure-mère de la face postérieure de la mastoïde, celle du toit de l'attique et de l'antre sont systématiquement mises à nu : elles sont saines. Pourtant les accidents endocraniens poursuivent leur évolution et le malade meurt. A l'autopsie, on trouve un abcès extra-dural, logé contre la face postérieure du rocher, près du trou auditif interne. C'est un abcès rétro-labyrinthique. Il représente le stade de méningite périotique, précurseur de la méningite diffuse. En pratiquant l'examen du labyrinthe avant l'opération, on aurait fait un diagnostic exact sur l'étendue des lésions. En trépanant la face postérieure du vestibule, on aurait fait une opération complète, car l'on aurait découvert l'abcès extra-dural et arrêté ainsi l'évolution de la méningite.

La trépanation du labyrinthe n'est donc pas une intervention différente de la radicale simple. Ces deux opérations ne s'opposent pas l'une à l'autre : elles se complètent, et la trépanation labyrinthique, dans des cas précis, vient achever l'évidement pétro-mastoïdien.

L'étude des suppurations du labyrinthe a fait accomplir à l'otologie, dans ces dix dernières années, des progrès éclatants.

Elle nous a appris à mesurer la valeur fonctionnelle des

deux organes sensoriels que renferme l'oreille interne. L'examen du nystagmus provoqué nous a fait connaître le fonctionnement de l'appareil semi-circulaire. La notion, évidente et que l'on avait négligée, de la transmission du son, avec une intensité égale, dans toutes les parties du crâne, nous a forcé à redresser l'interprétation des formules acoumétriques.

Pouvant diagnostiquer l'inflammation de l'oreille interne, nous séparons facilement les otorrhées chroniques simples et celles qui s'accompagnent de labyrinthites, les moins dangereuses et les plus graves. Car la participation du labyrinthe à l'infection est toujours un pas en avant vers une complication endocranienne.

Prévenus du danger par un diagnostic plus exact, nous avons avancé l'heure chirurgicale dans les otorrhées graves. On ne découvre plus, par surprise, une collection enkystée de la fosse cérébelleuse, un abcès du cervelet; il y a maintenant une symptomatologie précise, qui nous avertit du moindre trouble des organes de cette région. Lorsqu'on intervient, on sait explorer toutes les voies capables de nous conduire sur les lésions. Plus précoces et plus complètes, nos opérations nous donnent de meilleurs résultats, et la guérison de la méningite labyrinthique n'est plus une heureuse exception.

Si l'on veut résumer les notions nouvelles que l'étude clinique et la chirurgie des suppurations du labyrinthe ont apportées en otologie pratique, on peut le faire dans les deux propositions suivantes :

1° *Il y a deux classes d'otorrhée : les otorrhées avec labyrinthite et les otorrhées sans labyrinthite. Les otorrhées avec labyrinthite sont du domaine chirurgical.*

2° *Quand on redoute une complication endocranienne au cours d'une otorrhée avec labyrinthite, il n'y a pas* DEUX *voies d'infection à explorer, le toit de la caisse et la face postérieure de l'antre, mais* TROIS*: la troisième étant représentée par le labyrinthe, avec le conduit auditif interne et la région du sac endolymphatique.*

INDEX BIBLIOGRAPHIQUE[1]

ABOULKER. — Traitement des méningites aiguës par dilution du liquide céphalo-rachidien (*Rev. hebdom. de laryngol.*, 1911).

— Abcès cérébelleux diagnostiqué, opéré et guéri (*Congrès français d'Otologie*, 1912).

ALEXANDER. — Zur Kenntniss der akuten Labyrintheiterung (*Zeits. f. Ohrenheilk.*, 1909, Band LVIII).

— Die Ohrenkrankheiten im Kindesalter, 1912.

— Nouvelles études sur le nystagmus labyrinthique qui peut être produit par compression et aspiration (*Archiv. internat. de laryngol.*, nov.-déc. 1910).

— Symptomatologie de la méningo-encéphalite aiguë d'origine otique (*Archiv f. Ohrenheilk.*, Band LXXXIX).

— Ueber chronische zirkumscripte Labyrinthitis (*Zeits. f. Ohrenheilk.*, Band LXI, S. 254).

— *Monats. f. Ohrenheilk.*, 1909, Heft 8, S. 631.

— Zur Kenntniss der akuten Labyrinthitis (*Monats. f. Ohrenheilk.*, 1911, 5).

— Zur Klinik und Behandlung der labyrinthogenen Meningitis (*Zeits. f. Ohrenheilk.*, 1908, Band LVI).

— Beiträge zur Labyrinthchirurgie (*Archiv. f. Ohrenheilk.*, Band LXXXI, S. 208).

— Histologie und Indikationsstellung der Labyrinthkrankheiten (*Bericht über den achten intern. Otologenkongress in Budapest*, 1909.

AUERBACH. — Labyrinthite suppurée diffuse. Diagnostic et relations avec les complications endocraniennes (*New York med. Journ.*, 30 décembre 1911).

1. Cet index contient les indications bibliographiques des auteurs cités dans ce rapport et les principaux travaux faits sur le même sujet, depuis la thèse de Rendu : *De la trépanation du labyrinthe* (Paris, Steinheil, 1909).

BABINSKI. — Sur le mouvement d'inclinaison et de rotation de la tête dans le vertige voltaïque (*C. R. de la Soc. de Biol.*, 1903, t. I, p. 513).

— Sur le mécanisme du vertige voltaïque (*C. R. de la Soc. de Biol.*, 1903, t. I, p. 350).

BALDENWECK. — L'inclinaison et la rotation de la tête pendant l'épreuve calorique (*Ann. des mal. de l'oreille*, n° 3, 1912).

BAR. — Sur le diagnostic des abcès cérébraux d'origine otitique (*Bull. de laryngol., otol., etc.*, 1er oct. 1910).

BARR. — Un cas de labyrinthite. Abcès cérébelleux, thrombose du sinus et méningite (*Scottish otological and laryngol. Soc.*, 20 mai 1911).

BARANY. — Physiologie und Pathologie des Bogengangapparates beim Menschen (Deuticke, 1907).

— Ein neues vestibulares Symptom bei Erkrankungen des Kleinhirns (*XVIe Congrès internat. de Médecine*, Budapest, août-sept. 1909, p. 554).

— Der Baranysche Symptomenkomplex, sein Diagnose und Therapie, Ætiologie und Prognose (*XXIe Congrès allemand*, mai 1912).

— Indikation zur Labyrinthoperation (*Bericht über den achten intern. Otologenkongress in Budapest*, 1909.

— Nouvelles méthodes d'examen des relations entre l'appareil vestibulaire, le cervelet, le cerveau et la moelle épinière (*Ann. des mal. de l'oreille*, sept. 1910).

— Vestibulapparat und Kleinhirn (*XIXe Versam. d. Deuts. otolog. Gesellschaft in Dresden*, 1910).

— Appareil vestibulaire et cervelet (*British med. Journ.*, 22 octobre 1910).

— Wurmtumor (*Jahrbücher f. Psych. u. Neurol.*, 1910, S. 463).

— Die nervösen Störungen des Kochlear und Vestibulapparates (*in Handb. d. Neurol.*, herausgeg. von M. Lewandowsky, Band I, S. 919).

— Neue Untersuchungsmethoden die Beziehungen zwischen Vestibularapparat, Kleinhirn, Grosshirn, und Rückenmark betreffend (*Wien med. Wochens.*, 1910, n° 35).

— Ein Fall von Auslösung zerebellarer Erscheinungen durch Fernwirkung eines Tumors der inneren Kapsel (*Mitteil. der Ges. f. inn. Med. u. Kinderheilk.*, 1911, n° 2).

— Die temporäre, reizlose Ausschaltung der Kleinhirnrinde mittels Abkühlung, nachgewiesen durch den Zeigeversuch. (*Wien. klin. Wochens.*, 1911, n° 14, S. 512).

— Direkte reizlose, temporäre Ausschaltung der Kleinhirnrinde nach der Methode von Trendelenburg, durch den Zeigeversuch nachweisbar. Lokalisation in der Kleinhirnrinde. Vorläufige Mitteilung. (*Monats. f. Ohrenheilk.*, 1911, 45 Jahrg., n° 3, S. 294).

Barany. — Diagnostic et traitement de la labyrinthite infectieuse (*British med. Journ.*, 26 nov. 1910).

— Abcès cérébelleux in *Allg. Wiener med. Zeit.*, 10 janv. 1911).

— Labyrinfistel nach Mastoidoperation (wegen akuter Mastoiditis) mit vertikalen Nystagmus bei Kompression und Aspiration (*Soc. autrich. otol.*, 30 janv. 1911).

— Vollstandig ausgeheilten rechtseitigen Cerebellarabscess (*Soc. autr. otol.*, janv. 1911).

— Examen concernant les rapports entre le vestibule, le cervelet, le cerveau et la moelle (*Viestnik ouch... Boleznéy*, nos 8-9, 1911).

— Diagnostic différentiel entre la suppuration du labyrinthe, la labyrinthite séreuse, l'abcès cérébelleux et la méningite séreuse de la fosse postérieure (*C. R. du Congrès otologique*, Boston, 1912).

— Diagnostic et thérapeutique du syndrome de Barany (*Klin. ther. Wochens.*, 1912, n° 36).

— Appareil vestibulaire et système nerveux central (*Laryngoscope*, fév. 1912).

Barany et Wittmack. — Rapport sur la mesure fonctionnelle de l'appareil vestibulaire (*Congrès otol. allemand*, 1911).

Beck. — Ausschaltung des linkes Vestibulapparates bei eitriger Labyrinthitis recht; wiederkehr des Funktion links nach Labyrinthoperation rechts (*Soc. autr. otol.*, fév. 1912).

Béco. — Disparition de la paroi labyrinthique par un cholestéatome de l'oreille moyenne. Nystagmus par compression (Fistelsymptom) (*Ann. de la Soc. méd. de Liège*, 1911).

Benesi. — Paralabyrinthitis mit Bogengangsfistel (*Soc. autrich. otol.*, 28 nov. 1910).

Bing. — Die Meningitis cystica serosa der hinteren Schädelgrube (*Med. Klinik*, 1911, n° 6).

— La localisation des lésions cérébelleuses (*Rev. suisse de méd.*, 2 et 9 déc. 1911).

Briegen. — Rapport sur le diagnostic et le traitement des suppurations du labyrinthe (*Congrès de Bordeaux*, 1904).

— La curabilité de la méningite otogène (*Zentralbl. f. die Ges. Therapie*, 1912, Heft 9).

— XVe Versam. d. Deutsch. otol. Gesellsch. in Wien, 1906.

Brock (W.). — Klinische und pathol. anatomische Studien über die Frage der Labyrintheiterung (*Zeits. f. Ohrenheilk.*, LXVI, 4, et LXVII, 1 et 2).

Brown. — Ueber postoperative Labyrinthdegeneration (*Archiv f. Ohrenheilk.*, Band LXXX, S. 106).

— Les opérations sur la mastoïde; pronostic d'après les lésions labyrinthiques (*Ohio State med. Journ.*, 15 août 1910).

Brunings. — Beiträge zur Theorie, Methodik u. Klinik der kalorimetrischen Funktionsprüfung des Bogengangsapparates (*Zeits. f. Ohrenheilk.*, Band LXIII).

Buys. — Applications pratiques de la nystagmographie (*Presse oto-rhino-laryngol. belge*, oct. 1911, n° 10).

— De la nystagmographie chez l'homme (*Intern. Zentralbl. f. Ohrenheilk.*, Band IX, Heft 2).

— Contribution à l'étude du nystagmus de la rotation (*Presse oto-laryngol. belge*, 1912, n° 12).

— La déviation de la marche utilisée comme signe complémentaire de l'épreuve calorique (*Soc. oto-laryngol. belge*, juill, 1912).

Blau. — Étude expérimentale sur la labyrinthite (*Archiv f. Ohrenheilk.*, 28 nov. 1912).

Bondy. — Ein Fall von Verknöcherung des Labyrinthis mit Symptom des Kompensation (*Soc. autrich. otol.*, fév. 1912).

— Bogengangsfistel, akuter Labyrintheinbruch, Labyrinthoperation im akuten Stadium, Heilung (*Oesterr. otolog. Gesells.*, Sitzung vom 30 mai 1910).

— Zur Frage der postoperativen Labyrinthitis (*Monats. f. Ohrenheilk.*, 44 Jahrgang, Heft 3).

Boivie. — Sur les réactions vestibulo-cérébelleuses de Barany chez les normaux (*Ier Congrès des Oto-Laryngol. du Nord, à Copenhague*, août 1911).

Botey. — Trois cas de trépanation du labyrinthe (*Ann. des mal. de l'oreille*, déc. 1903).

— Suppuration du labyrinthe et pyolabyrinthite (*Archiv. de Botey*, 1912, n° 2).

— Les pyolabyrinthites (*Archiv. esp. de rinol.*, sept.-oct. 1911).

— Quelle méthode de trépanation du labyrinthe devons-nous préférer? (*Archiv. internat. de laryngol.*, sept.-oct. 1912).

Bourguet. — Anatomie chirurgicale du labyrinthe (Thèse de Toulouse, 1905).

— Nouvelle technique opératoire pour l'ouverture large du labyrinthe (*Ann. des mal. de l'oreille*, 1909, n° 8).

— Communication au Congrès français de 1912 (*Archiv. internat. de laryngol.*, 1912).

Brevre. — Les maladies du labyrinthe (*Le Scalpel*, 25 fév., 21 avril et 28 juill. 1912).

Carpenter. — Les labyrinthites (*Texas State Journ. of med.*, septembre 1910).

Chamberlin. — Le nystagmus dans ses rapports avec les maladies de l'oreille interne et du cervelet (*Ohio State med. Journ.*, 15 août 1910).

Chatellier. — Introduction à l'étude du labyrinthe (Soc. parisienne de Laryngol., 1910).

Chester C. Cott. — Labyrinthite suppurée (*Buffalo med. Journ.*, juill. 1912).

Combier. — Les collections purulentes de la fosse cérébelleuse d'origine otique (Thèse de Paris, 1911).

Coppez. — La nystagmographie (*Presse méd. belge*, 16 janv. 1910).

Mac Coy (J.). — Deux cas de suppuration du labyrinthe guéris par l'opération (*The Laryngoscope*, fév. 1911).

Mac Cuen. — Indications opératoires dans les maladies du labyrinthe (*Med. Record*, 25 nov. 1911, p. 1099).

Day (W.). — Technique opératoire du labyrinthe; résultats (*Med. Record*, 25 nov. 1911, p. 1099).

Descomps et Gibert. — Les otites moyennes suppurées. Paris, Steinheil, 1911.

Dortu. — Complications labyrinthiques et cérébelleuses des suppurations de l'oreille moyenne (*Le Scalpel*, 1912, n° 14).

— Abcès du cervelet et pyolabyrinthite chronique compliquant une otite moyenne chronique (*Rev. hebdom. de laryngol., d'otol. et de rhinol.*, 11 fév. 1911, n° 6).

— Abcès du cervelet, abcès extra-dural et mastoïdite aiguë, consécutive à une otite moyenne aiguë. Guérison (*Ann. des mal. de l'oreille*, déc. 1909).

Dundas Grant. — Rapport sur le diagnostic et le traitement des suppurations du labyrinthe (*Congrès de Bordeaux*, 1904).

— L'épreuve avec l'appareil à bruit de Barany (*Journ. of laryng.*, août 1912).

Dyrenfurth. — Untersuchungen über der Labyrinthschwindel und die electrische Reizung des Nervus vestibularis (*Deuts. med. Wochens.*, 1911, XVI, S. 724).

Falgar. — Algunas consideraciones sobre las técnicas de labyrintectomia (*Rev. esp. de laringol., otol. y rinol.*, 1912, III, n° 3).

Fletcher. — Serous labyrinthitis (*The Journ. of the Amer. med. Assoc.*, 22 juill. 1911).

— Symptômes et diagnostic des infections labyrinthiques provenant d'otites moyennes suppurées (*The Journ. of the Amer. med. Assoc.*, 8 oct. 1910).

Frasers. — Labyrinthite purulente et lepto-méningite (Scottisch otol. u. laryngol. Soc.; in *The Journ. of laryngol.*, janv. 1911).

Fraser et Dickie. — 123 cas chirurgicaux de la mastoïde, du labyrinthe et de l'encéphale (*Journ. of laryngol.*, mars 1912).

Freystadtl. — Beitrag zur Untersuchung des kalorischen Nystagmus (*Monats. f. Ohrenheilk.*, Band XLIII).

Freytag. — Zur Prognose der operativen Eröffnung des Labyrinthitis (*Zeits. f. Ohrenheilk.*, LI, S. 341).

Friedrich. — Les suppurations du labyrinthe, 1905.

Forselles. — Les labyrinthites causées par les suppurations de l'oreille moyenne. Histoire, étiologie, pathogénie (*Ier Congrès otologique du Nord à Copenhague*, août 1911).

Fowler. — Présentation d'un séquestre du canal semi-circulaire (*Ann. of otol.*, juin 1912).

Gerber. — Ueber Labyrinthnekrose (*Archiv f. Ohrenheilk.*, LX).

Girard. — Dissection du labyrinthe par la voie chirurgicale (Soc. de Laryngol., d'Otol. et de Rhinol. de Paris 1910).

— Cellules périlabyrinthiques (*Soc. parisienne d'Otol.*, 1910).

Glogau. — Labyrinthite suppurée aiguë (*Amer. Med.*, janv. 1911).

Goerke. — Die Vorhofswasserleitung und ihre Rolle bei Labyrintheiterungen (*Zeits. f. Ohrenheilk.*, 1908, Band LVI).

— Die entzündlichen Erkrankungen des Labyrinthis (*Archiv f. Ohrenheilk.*, Band LXXX).

— Pathologie des affections inflammatoires du labyrinthe (*The Journ. of laryngol., rhinol. and otol., Saint-Louis*, août 1911).

Gradenigo. — Sur les suppurations du labyrinthe consécutives aux lésions purulentes de l'oreille moyenne (*Congrès italien de Laryngol., Otol., Rhinol.*, oct. 1905).

— Nystagmus vertical dans un cas de leptoméningite purulente otitique (*Rev. hebdom.*, 1907, n° 4).

Graham. — Diagnostic des affections rétro-labyrinthiques (*Journ. of Amer. med. Assoc.*, 16 déc. 1911).

— Beiträge zur Kenntniss der Labyrintheiterungen (*Zeits. f. Ohrenheilk.*, Band LVII, S. 383; Band LVIII, S. 67).

Grunberg. — Sur la pathologie des abcès épiduraux et leurs relations avec les labyrinthites (*Zeits. f. Ohrenheilk.*, Band LXII, Hefte 2-3).

Habermann. — Ueber einen Fall von Durchbruch des ovalen Fensters (*Verhandl. der Deuts. otol Gesells.*, *Wien*, 1906, S. 121).

Harper. — Labyrinthite latente diffuse. Ses dangers dans l'opération radicale de la mastoïde (*Lancet*, 18 fév. 1911).

Hald (P. T.). — Ein letaler Fall von Meningitis, durch akute Labyrintheiterung hervorgerufen mit normaler Perzeption für hohe Töne und mit den Symptomen eines Schläfenlappenabszesses verlaufend (*Zeits. f. Ohrenheilk.*, 1908, Band LVI).

— Ueber die Diagnose der Labyrinthzerstörung (*Ugeskr. for Läger*, 1909).

— Drainage translabyrinthique des espaces sous-arachnoïdiens dans la méningite d'origine labyrinthique (Dänische chir. Gesells., *Ref. Hospitalstidente*, 1910, n° 50).

Hautant. — Examen fonctionnel des canaux semi-circulaires par le réflexe nystagmique (*Ann. des mal. de l'oreille, du lar., du nez et du phar.*, sept. 1908).

HAUTANT. — Discussion à la *Société belge* (juin 1909).
— Otite aiguë et labyrinthite aiguë (*Congrès de la Soc. franç. d'Oto-Laryngol.*, 1909).
— Les suppurations du labyrinthe, *in* Luc, *Leçons sur les suppurations de l'oreille* (2e édit., 1910).
— Diagnostic et traitement des suppurations du labyrinthe (*Soc. de l'Internat*, oct. 1909).
— Communications et présentations de malades à la *Société parisienne d'Otologie* (années 1908, 1909 et 1910).
— Les labyrinthites purulentes. *Traité de thérapeutique des maladies de l'oreille* de Lermoyez et Boulay (2e édit., 1913).

HAYNES. — Traitement chirurgical de la méningite (*Laryngoscope*, juin 1912).

HEYMANN. — Kritisches zur Feststellung einseitiger Taubheit mit a¹ (*Archiv f. Ohrenheilk.*, Band LXXXIX, S. 101).

HAYS. — Mastoïdite aiguë chez un enfant, suivie de méningite aiguë et de labyrinthite (*Ann. of otol.*, juin 1912).

HEINE. — Operationen am Ohr (1906).
— Ueber Labyrinthzerstörung (*Deuts. med. Wochens.*, 1907).
— Ueber den gegenwärtigen Stand der Otochirurgie (*Münch. med. Wochens.*, 1910, n° 25).

HEGENER. — Statistik der Ohreiterungen und Hirnkomplikationen beobachtet in der Heidelberger Universitäts-Ohrenklinik 1897-1906 (*Zeits. f. Ohrenheilk.*, LVI).
— Labyrinthitis und Hirnabscess. Berlin, 1909.

HENNEBERT. — Réactions vestibulaires par l'épreuve pneumatique (*Soc. belge d'Otol.*, 1909).
Évolution du nystagmus spontané et provoqué après labyrinthectomie (*La Clinique*, 23 juill. 1910).

HEILSKOV. — Des labyrinthites secondaires au cours des otites moyennes suppurées (*Archiv. f. Ohrenheilk.*, Band LXXXVII, Hefte 2-3).

HERZOG. — Labyrintheiterung und Gehör. (München, 1907).
Zur Pathologie des Labyrinthitis (*Deuts. otol. Ges.*, 1909).
— Ueber das Fistelsymptom (*Monats. f. Ohrenheilk.*, 44 Jahrg., Heft 4).
— Verhandlungen der deutschen otolog. Gesells., 1910.

HERZFELD. — Vorstellung eines einseitig labyrinthlosen Patienten (*Berliner otol. Gesellschaft*, 5 nov. 1909).

HICQUET. — Nystagmus rotatoire après l'enlèvement d'un labyrinthe malade. Présentation de trois cas (*La Policlinique*, 1911 n° 12).
— Cinq cas de chirurgie labyrinthique (labyrinthotomie et labyrinthectomie) (*Ann. de la Soc. médico-chir. de Brabant*, 1911, n° 8).
— Présentation d'un malade opéré de labyrinthectomie totale unilatérale en voie de guérison (*La Policlinique*, 15 janv. 1911).

HICQUET. — Cas de réinfection labyrinthique après labyrinthotomie (*La Policlinique*, n° 14, 15 juill. 1911).

HINSBERG. — I. Ueber die Bedeutung des Operationbefundes bei Freilegung der Mittelohrräume für die Diagnose der Labyrintheiterung II Indikationen zur Eröffnung des eitrig erkrankten Labyrinthis (*Zeits. f. Ohrenheilk.*, 1906, Band LII).

— Labyrintheiterung und Gehör (*Zeits. f. Ohrenheilk.*, 1908, Band LV).

— Zur Enstehung des otitis Kleinhirnabscesses; Infektion durch den Hiatus subarcuatus (*Deuts. med. Wochens.*, 1904, n° 39).

— Referat über « die Labyrintheiterungen » (*XVe Versam. d. Deuts. otol. Gesellschaft zu Wien*, 1er juin 1906).

HOFER. — Ueber das Verhalten des kalorischen Nystagmus bei Fällen mit Labyrinthfistel und Verwertung dieses Verhaltens für die Diagnose des Sitzes der Fistel (*Monats. f. Ohrenheilk.*, 1911, 5).

— Paradoxe galvanische Vestibularisreacktion in einem Falle linkseitiger chronischer Mittelohreiterung mit Labyrinfistel (*Soc. autrich. otol.*, avril 1912).

HOLMGREN. — Nagra ord om de variga Labyrinth (sjukdomarnas-klinik. Allmäna svesiska Läkartidningen, 1909).

— Fall af labyrinthogen, diffus, varig cerebrospinal-meningit, etc. (Festschrift für J. Berg, *Nordiskt. medicinskt. Arkiv*, 1911, Afd I, N : R 29).

— 1er Congrès oto-laryngologique du Nord, à Copenhague (26 août 1911).

— Un cas de méningite cérébro-spinale diffuse, d'origine labyrinthique, opérée et guérie (*Nordiskt. med. Arkiv*, 1911).

— Sur l'otite moyenne scarlatineuse (*Archiv f. Ohrenheilk.*, 28 novembre 1912).

HUBERT. — Élimination des canaux semi-circulaires (*Soc. parisienne d'Otologie*, 1910).

INGERSOLL. — Séquestre mastoïdien contenant les trois canaux semi-circulaires; réactions labyrinthiques consécutives (anal. in *The Journ. of laryngol.*, oct. 1912.)

JANSEN. — Trépanation du labyrinthe (*Archiv f. Ohrenheilk.*, Band XXXV, 1893; *Blau's Encyclopædia*, 1900. — Trépanation du labyrinthe).

— Treatment of the infective labyrinthitis after fifteen years experience (*Ann. of otol.*, juin 1908).

— Ueber eine häufige Art der Beteiligung des Labyrinthes bei den Mittelohreiterungen (*Archiv f. Ohrenheilk.*, Band XLV).

JUNCA. — L'électrodiagnostic dans les maladies du labyrinthe (*Rev. de Moure*, 30 mars 1912).

JURGENS. — Du nystagmus spontané d'origine labyrinthique (*Archiv f. Ohrenheilk.*, Band LXXXVII, Hefte 2-3).

JULLIEN, CURTILLET et ABOULKER. — Abcès cérébelleux diagnostiqué, opéré et guéri (*Archiv. internat. de laryngol.*, juill.-août 1912).

KAUFMANN. — Labyrinthite circonscrite chronique; évidement pétro-mastoïdien; curettage du canal semi-circulaire externe; guérison (*Rev. hebdom. de laryngol.*, fév. 1908).

KAYSER. — Ein einfacher Ersatz des Lärmapparates (*LXXXIIe Congrès des Natural. et Médecins, à Königsberg*, 1910).

KIPROFF. — Quantitative Messung des kalorischen Nystagmus bei Labyrinthgesunden (*Passows Beitr.*, Band II).

— Quantitative Messung des kalorischen Nystagmus bei einem Falle von Labyrinthfistel vor und nach Entstehung der Fistel. (*Wiener klin. Wochens.*, 1908).

KOPETSKY. — Méningite. Nature, cause, diagnostic (*Laryngoscope*, juin 1912).

KOPETZKY. — État actuel de la chirurgie du labyrinthe (*Ann. of otol.*, déc. 1910).

KRAMM. — Ueber die Diagnose des Empyems des saccus endolymphaticus (*Passows Beitr.*, I, 4).,

KUMMEL. — Die Erfahrungen der Heidelberger Ohrenklinik über Labyrinthitis und ihre Behandlung (*XVe Versam. d. Deuts. otol. Gesells. in Wien*)

KYLE. — Diagnostic différentiel des suppurations du labyrinthe et des abcès du cervelet (Minnesota State med. Assoc., 6-7 octobre 1910; in *The Journ. of the Amer. med. Assoc.*, 26 nov. 1910).

LANGE. — Beiträge zur pathologischen Anatomie der vom Mittelohr ausgehenden Labyrinthentzündungen (*Passows Beitr.*, I, 1-2; *Zeits. f. Ohrenheilk.*, 1908, Band LVI).

— Zur Frage der histologischen Feststellung des Empyemes des saccus endolymphaticus (*Passows Beitr.*, Band IV, S. 191).

LABARRE. — Un cas de labyrinthite chronique diffuse. Labyrinthectomie. Guérison (*Presse oto-laryngol. belge*, n° 11, nov. 1912).

— Un cas de fistel-symptôme (*Presse oto-laryngol. belge*, 1911, n° 8.

LAKE. — Dix cas d'opération pour maladie de Ménière (vertige auriculaire) (*The Lancet*, 10 juin 1911).

LANNOIS. — Diagnostic de l'abcès cérébelleux et de la pyolabyrinthite (*Ann. des mal. de l'oreille*, 1911, n° 12).

LAUTMANN. — L'examen fonctionnel de l'appareil vestibulaire (*Ann. des mal. de l'oreille*, 1912, n° 1).

LEIDLER. — Bericht der Tätigkeit der Ohrenabteilung der Wiener allgemeinen Poliklinik vom 1 Oktober 1907 bis 31 Dezember 1908 (*Archiv f. Ohrenheilk.*, Band LXXXI, S. 153).

— Ein Fall mit Fehlendem Drehungsnystagmus bei erhaltener kalorischer und galvanischer Erregbarkeit (*Zeits. f. Ohrenheilk.*, 1908, Band LV).

— Beitrag zur Pathologie des Bogengangapparates (*Zeits. f. Ohrenheilk.*, 1908, Band LVI).

LERMOYEZ. — Sur les suppurations du labyrinthe (*Presse méd.*, avril 1902).

— Le diagnostic et le pronostic de la méningite otogène (*Congrès internat. d'Otol.*, 1909).

LERMOYEZ et HAUTANT. — Le Rinne négatif dans les surdités labyrinthiques unilatérales (*Ann. des mal. de l'oreille, etc.*, janv. 1910).

— L'épreuve calorique (*Presse méd.*, 1911).

— La valeur des épreuves nystagmiques dans les traumatismes du labyrinthe (*Ann. des mal. de l'oreille*, 1910).

LOMBARD. — Le signe de l'élévation de la voix (*Ann. des mal. de l'oreille*, 1911, n° 2).

LUC. — Société de l'Internat, octobre 1909 (*Ann. des mal. de l'oreille*, 1909).

LUCAE. — Zur diagnose einseitiger Taubheit (*Münch. med. Wochens.*, 1910, S. 49).

MALTESE. — Sur un cas de pyolabyrinthite chronique circonscrite (*Archiv. ital. di otol., etc.*, sept. 1910).

MANASSE. — Ueber chronische labyrinthäre Taubheit (*Zeits. f. Ohrenheilk.*, Band LII).

MARBAIX. — Peut-on blesser le golfe de la jugulaire dans la labyrinthectomie? (Présentation de cinq pièces.) (Soc. belge d'Oto-Rhino-Laryngologie; XXIe Congrès, juill. 1911; *Rev. hebdom. de laryngol.*, etc., 4 nov. 1911, n° 44).

MARX. — Nystagmus galvanique (*Archiv. internat. de laryngol.*, nov.-déc. 1911).

— Méthode zur Enklarung der Simulation einseitiger Taubheit (*Zeits. f. Ohrenheilk.*, 1909, Band LIX).

— Ueber Labyrinthitis bei akuter Mittelohreiterung (*Zeits. f. Ohrenheilk.*, Band LX, S. 221).

— Contribution à l'anatomie pathologique de la labyrinthite (*Zeits. f. Ohrenheilk.*, Band LXI, S. 1).

MASSIER. — Séquestration totale de la mastoïde chez un diabétique (*Rev. hebdom.*, 23 déc. 1911).

MATTE. — Zur Chirurgie des Ohrlabyrinthes (*Archiv f. Ohrenheilk*, 1907, Band LXXIII, S. 142).

MAYER (OTTO). — Zur Bedeutung des Schneckenfensters für den Uebergang der Eiterung aus dem Mittelohr ins Labyrinth (*Zeits. f. Ohrenheilk.*, 1908, Band LV).

MOURE. — Contribution à l'étude de la chirurgie du labyrinthe (*Rev. hebdom. de laryngol.*, avril 1905).

MOURE et CAUZARD. — Rapport sur l'examen fonctionnel du labyrinthe (*Soc. franç. d'Otol.*, 1909).

MOURET. — Propagation de l'infection de l'oreille moyenne dans l'intérieur du crâne (*Archiv. internat. de laryngol.*, nov.-déc. 1910).

MYGIND. — Traitement opératoire de la méningite otitique (*The Journ. of the Amer. med. Assoc.*, 21 août 1910).

NAGER. — Ein statistiche Studie über die skarlatinösen Erkrankungen des Gehörorgans (*Zeits. f. Ohrenheilk.*, Band LVII).

NEUMANN. — Pathologie und Therapie der interkraniellen komplikationen labyrinthären Ohrsprungs (*Zeits. f. Ohrenheilk.*, Band LI)

— Labyrintheiterung (*Monats. f. Ohrenheilk.*, Band XLI).

— Labyrintheiterung und Kleinhirnabcess (*Monats. f. Ohrenheilk.*, Band XLI).

— Labyrintheiterung, Schläfenlappen-Kleinhirnabcess (*Monats. f. Ohrenheilk.*, Band XL).

— Akute Labyrintheiterung (*Monats f. Ohrenheilk.*, Band XL).

— Zur Differentialdiagnose von Kleinhirnabscess und Labyrintheiterung (*Archiv f. Ohrenheilk.*, 1906).

— Labyrintheiterung, Meningitis (*Monats. f. Ohrenheilk.*, Band XLI).

— Labyrinthitis circumscripta (*Monats. f. Ohrenheilk.*, Band XLI).

— Labyrinthitis bei Erysipel (*Monats. f. Ohrenheilk.*, Band XLI).

— Zur postoperativen Labyrintheiterung (*Monats. f. Ohrenheilk.*, Band XLI).

— Heilung einer Fazialislähmung nach Labyrinthoperation (*Monats. f. Ohrenheilk.*, Band XLI).

— Der otitische Kleinhirnabscess (*Deutike*, 1906).

— Indikationen der Labyrinthoperation (*Deuts. otol. Gesells.*, 1909).

— Verhandlungen der Deutschen otol. Gesells., 1907.

— Labyrinthnekrose (*Soc. autrich. otol.*, fév. 1912).

— Lärmapparat (*Soc. autrich. otol.*, 27 fév. 1911).

NOLL. — Ein Beitrag zur Labyrinthnekrose (Inaug. Dissert. Berlin, 1905).

NURNBERG. — Beitrage zur Klinik der Labyrintheiterungen (*Habilitationsschrift*, 1908).

OSTMANN. — Die Diagnose und Prophylaxe der Labyrinthentzündung bei akuten Mittelohrentzündungen (*Münch. med. Wochens.*, 1906, 15).

PAGE. — Trois cas de suppuration du labyrinthe (*Ann. of otol., rhinol and laryngol.*, sept. 1909).

PANSE. — Labyrintherscheinungen während der Ohroperationen (*Zeits. f. Ohrenheilk.*, 1908, Band LVI).

— Demonstration anatomischer und mikroskopischer Befunde bei geheilter Meningitis und Labyrinthentzündung (*XIXe Versam. der Deuts. otol. Gesells. in Dresden*, Sitzung vom 13 und 14 mai 1910).

PAPE. — Zur Feststellung einseitiger Taubheit auf Grund des Lombardschen Phänomens (*Zeits. f. Ohrenheilk.*, Band LXIV, S.350).

PATENOSTRE. — Examen fonctionnel du labyrinthe chez le vieillard (*Ann. de Lermoyez*, nº 2, 1912).

PIERCE. — Deux cas de labyrinthites, consécutives à une otorrhée (cholestéatome) (*The Laryngoscope*, oct. 1910).

POLITZER. — Recherches sur le labyrinthe dans les otorrhées chroniques (*Archiv. f. Ohrenheilk.*, Band LXXXV, Heft 3).

— Lehrbuch der Ohrenheilkunde (5 Aufl.).

PREYSING. — Ueber die Heilbarkeit der otogenen Meningitis (*XXIe Congrès otologique allemand*, mai 1912).

RENDU. — De la trépanation du labyrinthe, etc. Paris, 1909, Steinheil

REINKING. — Réunion des Naturalistes et Médecins allemands, septembre 1907.

ROTHMANN. — Diagnostic des affections cérébelleuses par les épreuves vestibulaires de Barany (*Allgm. Wien. med. Zeit.*, 29 oct. 1912)

RUTTIN. — Labyrintheiterung und Labyrinthoperation (*Monats. f. Ohrenheilk.*, 44 Jahrg., Heft 4).

— Fistel im ovalen Fenster bei erhaltenem Hörvermögen und erhaltener Reaktion. Radikaloperation. Unveränderter Zustand des Labyrinthis bei wiederholter Kontrolle (*Oesterr. otol. Gesells.*, Sitzung vom 28 februar 1909).

— Zur Differentialdiagnose des Labyrinth- und Hörnevenerkrankungen (*Zeits. f. Ohrenheilk.*, Band LVII).

— Klinische und pathologisch-histologische Beiträge zur Frage der Labyrinthfistel (*Monats. f. Ohrenheilk.*, Band XLIII).

— Paralabyrinthitis mit Fistelbildung am horizontalen Bogengang und abgelaufener seröser Labyrinthitis (*Oesterr. otol. Gesells.*, 1909).

— Knöchern ausgeheilte Fistel im horizontalen Bogengang (*ibidem*).

— Bindegewebigverschlossene Fistel im horizontalen Bogengang (*ibidem*).

— Meningocele nach Labyrinthoperation (*ibidem*).

— Akute otitis mit akuter Labyrintheiterung und Meningitis (*ibidem*).

— Beginnende Labyrinthsequestration bei erhaltener kalorischer Erregbarkeit (*ibidem*).

Ruttin.— Zur Differentialdiagnose des Erkrankungen des vestibularen Endapparates und seinen zentralen Bahnen (*Deuls. otol. Gesells. Basel*, 1909).

— Schläfenlappenabscess und Nystagmus (*Monats. f. Ohrenheilk.*, Band XLII).

— Klinik des serösen und eitrigen Labyrinthentzündungen (Safar, Wien et Leipzig, 1912).

— Beiträge zur Histologie der Labyrintheiterungen (*Passows Beitr.*, Band I, S. 388).

— Eiterige Labyrinthitis, beginnende Meningitis, Labyrinthoperation. Heilung (*Soc. autrich. otol.*, 24 juin 1912).

— Symptomlose Labyrinthausschaltung (*Soc. autrich. otol.*, 21 mai 1912).

— Zur pathologischen Histologie der Labyrinthis (*XXIe Congrès otol. allemand*, mai 1912).

— Rechtseitige diffuse und linkseitige circumscripte Labyrintheiterung mit Bermerkungen über die gleichgewichtstörungen (*Soc. autr. d'Otol.*, fév. 1912).

— Weitere Mitteilung zur Lehre der serösen Labyrinthitis (*Soc. autr. d'Otol.*, janv. 1912).

— Labyrinthitis serosa bei beginnender akuter Otitis (*Soc. autr. d'Otol.*, juin 1911).

— Abgelaufene Labyrintheiterung mit vollständiger Ossification des Labyrinthitis. Totalaufmeisselung. Labyrinthoperation. Heilung (*Soc. autr. d'Otol.*, oct. 1910).

— Labyrintheiterung, Meningitis, Kleinhirnabscess. Oper. Heilung (*Soc. autr. d'Otol.*, janv. 1911).

— Ueber Kompensation des Drehnystagmus bei kompletter, lang bestehender Labyrinthausschaltung (*Soc. autr. d'Otol.*, mars 1911).

— Klinische Studium zur Differentialdiagnose des Labyrinthitis der Meningitis und des Kleinhirnabscesses (*Monats. f. Ohrenheilk.*, 1911).

— Ein weiterer Fall von Kompensation des Drehnystagmus (*Soc. autr. d'Otol.*, mai 1911).

Scheibe. — Erfahrungen über Labyrintheiterung (*XVe Versam. d. Deuls. otol. Gesells. zu Wien*, Sitzung vom 1 juni 1906).

— Wie ist die im Verlaufe der akuten Mittelohreiterung eintretende frische Labyrintheiterung zu behandeln? In welchem Zeitpunkt erfolgt das Uebergreifen auf das Labyrinth? (*Deuls. otol. Ges.*, 1909).

— Le symptôme de la fistule. La labyrinthite post-opératoire. Leur prophylaxie (*Archiv. internat. de laryngol.*, sept.-oct. 1910).

SCHEIBE. — Le diapason a^1 (*la*[1]) et la labyrinthite (*Monats. f. Ohrenheilk.*, Jahr. XLIV, Heft 5).

SHIN-IZI-ZIBA. — Formation des méningites otitiques (*Archiv f. Ohrenheilk.*, Band LXXXVII, Heft 1).

SCHMIEGKLOW. — Sur les indications du traitement opératoire des labyrinthites suppuratives secondaires et leur traitement (*Congrès internat. d'Otologie*, 1909).

— Erfahrungen bezüglich der im Verlaufe akuter und chronischer Mittelohreiterungen auftretenden Labyrinthentzündungen (*Archiv f. Ohrenheilk.*, Band LXXIX).

SEBOETZ (WILLY). — Histologie des labyrinthites otogènes (*Archiv f. Ohrenheilk.*, Band LXXXVI, Hefte 3-4).

SCHOUTHE. — Ueber Labyrinthitis infolge von Mittelohreiterung (*Ugeskrift for Läger*, 1909).

SCHWABACH. — Beitrag zur pathol. Anat. des inneren Ohres und zur Frage vom primären Hirnabscess (*Lucae Festschrift*, S. 53).

SCHWARTZE. — Difficultés et erreurs dans le diagnostic de la méningite d'origine otitique (*Archiv f. Ohrenheilk.*, déc. 1909).

SCOTT, WESS und ERNST C. (Sydney). — Operative Chirurgie der Labyrinthitis. Erfahrungen bei 30 Fällen. Proc. of the Roy. Soc. of Med. Otol. Section, vol. I, n° 6 (*Zeits. f. Ohrenheilk.*, 1908, Band LVI).

SIEBENMANN. — Mittelohr und Labyrinth im Bardelebenschen Handbuch.

SIEBENMANN und NAGER. — *Zeits. f. Ohrenheilk.*, LIII.

SIEBENMANN und YOSHII. — Präparate von circumscripter Labyrinthitis (*XVIIe Versam. d. Deuts. otol. Gesells. in Heidelberg*).

SIEMENS. — De nieuwe aera in de diagnostik der Labyrinth aandoeningen Vergadering der Nederl. (*Keel. Neus- en Oorhèlkundige*, 1909).

SMITH. — Indications opératoires dans les suppurations du labyrinthe (*Pensylvania med. Journ.*, avril 1912).

STACKE. — Die eiterige labyrinth Meningitis und ihre operative Heilbarkeit (*Deuts. med. Wochens.*, 1911, S. 1213).

STANGENBERG. — Labyrinthites infectieuses provenant de l'oreille moyenne (*Nord. med. Arkiv*, 1911, fasc. 28).

STEIN (VON). — Rapport sur le diagnostic et le traitement des suppurations du labyrinthe (*Congrès de Bordeaux*, 1904).

— Schwindel, Autokinesis externa et interna, neue Funktion der Schnecke. Arbeit aus d. Univ.-Klinik f. Ohren-, Hals- u. Nasenleiden in Moskau (*Verlag. d. Univ. Klinik*, 1910).

STELLA (DE). — Le diagnostic et le traitement des pyolabyrinthites (*Presse oto-laryngol. belge*, sept. 1910).

— La pyolabyrinthite et l'abcès cérébelleux (*Bull. d'oto-rhino-laryngol.*, 1er oct. 1911, et *Archiv. internat.*, sept.-oct. 1911).

Sterckmanns. — Considérations sur l'étude des complications des suppurations de l'oreille moyenne (*Presse oto-laryngol. belge*, oct. 1912).

Struycken. — Ein seltener Fall von Facialisparalysie und Labyrinthitis (*Passows Beitr.*, Band III, S. 439).

Tapia. — Diagnostic des pyolabyrinthites (*Archiv.*, 1909, n° 1).

— Diagnóstic différentiel entre les labyrinthites et les abcès cérébelleux (*El Siglo méd.*, 26 oct. 1912).

— La symptomatologie des pyolabyrinthites (*Congrès espagnol de Bilbao*, 1912).

Texier et Lévêque. — Kyste hydatique du cervelet. Diagnostic avec la labyrinthite (*Congrès français*, 1909).

Théodore. — Les labyrinthites traumatiques (*Zeits. f. Ohrenheilk.*, Band LXI, Heft 4).

Torrela (A.). — Labyrinthite suppurée; évidement pétro-mastoïdien et trépanation du labyrinthe; guérison (*Archiv. de Chauveau*, 1912, n° 3).

Trétrôp. — Les pyolabyrinthites (*Congrès internat. d'Otologie*, 1909).

— Du traitement conservateur des suppurations chroniques de l'oreille moyenne avec ou sans lésion de la paroi labyrinthique (*Rev. hebdom. de laryngol., etc.*, 2 déc. 1911, n° 48).

Uchermann. — Labyrinthite causée par suppuration de l'oreille moyenne. Complications. Pronostic. Traitement (*I*er *Congrès des Oto-Laryngol. du Nord, à Copenhague*, août 1911).

Uffenorde. — Beiträge zur Indikation der Labyrintheröffnung bei komplizierter Mittelohreiterung und neue Vorschläge für die Labyrinthoperation (*Archiv f. Ohrenheilk.*, 1907, Band LXXIII).

— Labyrinthitis serosa. Facialparese zweitage nach der Totalaufmeisselung (*Ostser. otol. Gesellschaft*, 1909).

— Ein geheilter Fall von akuter Labyrintheiterung mit Meningitis (*Zeits. f. Ohrenheilk.*, Band LV).

— I. Ein weiterer Fall von Labyrintheiterung nach akuter Mittelohreiterung (mit Demonstration von histologischen Präparaten des entzündlichen Labyrinthis). — II. Ein weiterer Fall von circumscripter Labyrintheiterung mit Saccusempyem. Kleinhirnabscess. Leptomeningitis nach chronischer Mittelohreiterung (Cholesteatom) (Demonstration von histologischen Präparaten des Saccusempyem und eines Felsenbeins mit der eigenem Labyrinthoperationsmethode (*IX*e *Versam. d. Deuts. otol. Gesells. in Dresden*, Sitzung vom 13-14 mai 1910).

— Contribution à l'étude de l'extension au labyrinthe des inflammations aiguës de l'oreille moyenne (*Passows Beitr.*, Band III, S. 74

UFFENORDE. — Démonstration de l'état histologique du labyrinthe dans la méningite (*Klin. med. Wochens.*, 23 sept. 1912).
— Les essais thérapeutiques sur la méningite otogène à la Clinique de Göttingen (*Zentralbl. f. d. Gesells. Therapie*, 1912, Heft 9; in *Klin. ther. Wochens.*, 1912, n° 35).
— Kasuistiche Beiträge zum Durchbruch ins Labyrinth nach akuter Mittelohreiterung (*Passow Beitr.*, Band III).
URBANTSCHITSCH. — I. Labyrinthitis serosa und Facialparese einen Tag nach der Totalaufmeisselung. — II. Otitis media purul. chron.; Labyrinthitis circumscripta acuta. Fistel im Promontorium, postoperatives Auftreten einer zweiten Labyrinthfistel im horizontalem Bogengang. Heilung (*Oesterr. otol. Gesellschaft*, Sitzung vom 25 Oktober 1909).
URBANTSCHITSCH (E.). — Akute Labyrinthnekrose bei ausserst lebhaften Fistelsymptom und teilweise erhaltener kalorischen Reaktion im Verlaufe einer Otitis med. purul. acuta (*Soc. autr. d'Otol.*, 1910).
— Vollständige citrige Zerstörung des Labyrinthitis mit partiel Destruktion der knocherner Labyrinthkapsel (*Soc. autr. d'Otol.*, janv. 1911).
— Die Etiologie der Ausschaltung des Labyrinthfunktion bei Mittelohreiterung (*Monats. f. Ohrenheilk.*, 1911, V).

VOSS. — Klinische Beobachtung über nichteiterige Labyrinthentzündungen im Verlauf akuter und chronisher Mittelohreiterungen (*XVII° Versam. d. Deuts. otol. Gesellschaft in Heidelberg*).

WAGENER. — Kritische Bemerkungen über das Empyem des saccus endolymphaticus (*Archiv f. Ohrenheilk.*, LXVIII, S. 273).
WALLER. — Zwei Fälle von postoperativer Labyrinthitis bei chronischer Mittelohreiterung (*Verhandl. d. Dänishen oto-laryng. Gesellschaft*, 1910).
WANNER. — Fall von Labyrintheiterung mit Sequesterbildung bei Otitis media acuta mit funktionallem Befund (*Deuts. otol. Ges.*, 1909).
WEILL-VINCENT-BARRÉ. — Rapport sur le vertige voltaïque (*Archiv. médic. d'électricité*, 1911).
WEST et SCOTT. — La chirurgie opératoire des labyrinthites basée sur une expérience de trente cas (Soc. Roy. de Méd. de Londres, avril 1908).
WITTMAACK. — Ueber die Meningitis bei Labyrintheiterungen (*Münch. med. Wochens.*, 1908, n°. 47; *Zeits. f. Ohrenheilk.*, 1909, Band LVIII).
— Ueber labyrinthäre Meningitis (*Soc. d'Otol. des Médecins de Saxe*, 19 nov. 1910).

YOSHII. — Beitrag zur Anatomie der zirkumskripten Labyrinthitis (*Zeits. f. Ohrenheilk.*, LVII, S. 125).

ZANGE. — Sur les communications vasculaires entre l'oreille moyenne et le labyrinthe à travers la paroi osseuse labyrinthique (*Klin. med. Wochens.*, 23 sept. 1912).

ZERONI. — Contribution à la pathologie de l'oreille interne (*Archiv f. Ohrenheilk.*, 1904, vol. LXIII).

— Die postoperative Meningitis (*Archiv f. Ohrenheilk.*, LXVI, S. 199).

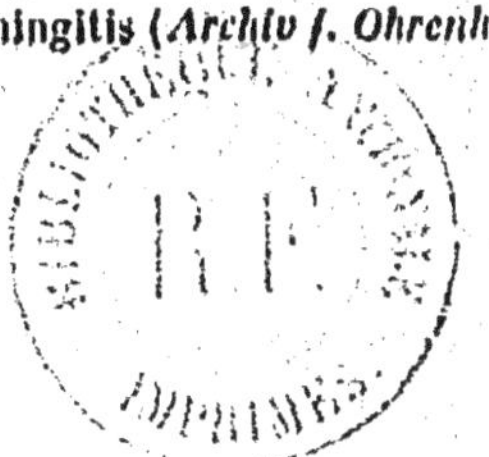

Bordeaux. — Imp. GOUNOUILHOU, rue Guiraude, 9-11.

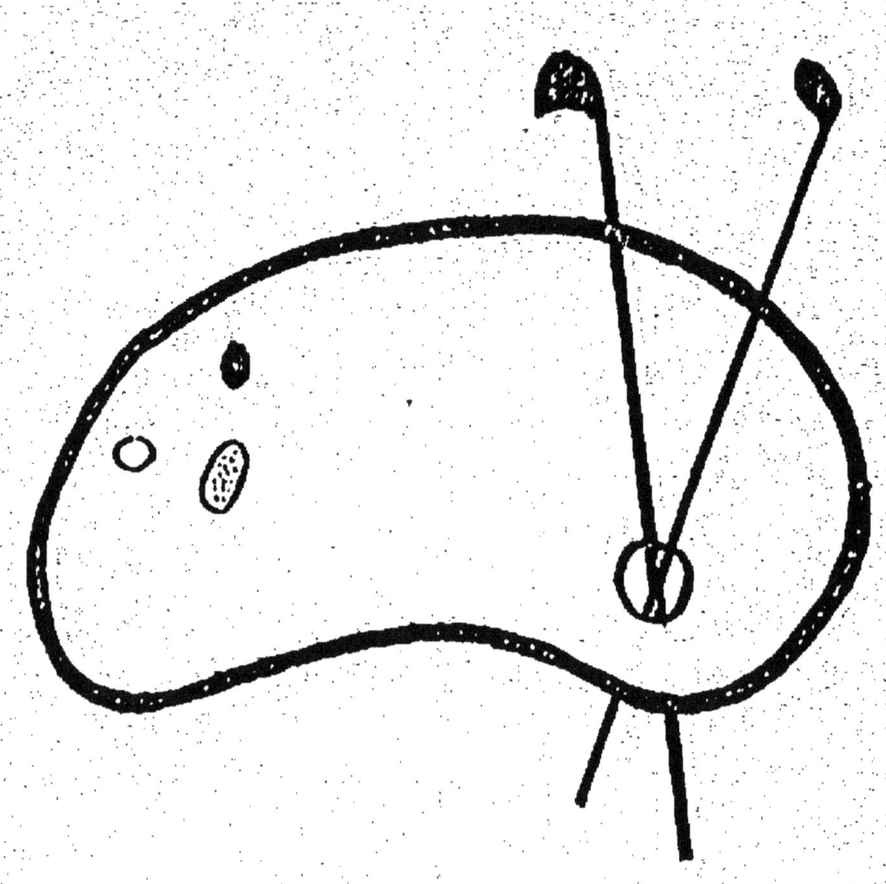

www.ingramcontent.com/pod-product-compliance
Lightning Source LLC
Chambersburg PA
CBHW071842200326
41519CB00016B/4205